Kim da Silva
Do-Ri Rydl

Kinesiologie

Das Wissen um die Bewegungsabläufe in unserem Körper

Die Koordination von Gesetzmäßigkeiten
und innerer Ordnung,
die uns ins Gleichgewicht bringt

Mit zahlreichen Fotos
und Zeichnungen

Knaur
MensSana

Besuchen Sie uns im Internet:
www.droemer-knaur.de

Alle Titel aus dem Bereich MensSana
finden Sie im Internet unter
www.knaur-mens-sana.de

Originalausgabe
Droemersche Verlagsanstalt Th. Knaur Nachf., München
Dieser Titel erschien bereits im Februar 1993 unter der Bandnummer 76021.

Umschlaggestaltung: Agentur Zero, München
Umschlagfoto: Kim da Silva
Satz: ba · br
Druck und Bindung: Ebner & Spiegel, Ulm
Printed in Germany
ISBN 3-426-87072-X

Weisheit

Sun, ein taoistischer Mönch, erwacht in der ersten Hälfte der Stunde des Tigers (nach heutiger Zeitrechnung um vier Uhr morgens), spricht ein Morgengebet, macht eine kleine Meditation und beginnt mit den geheimen Übungen, die er von seinem Meister gelernt hat.
Diese Szene spielt im antiken China, wo man die Kunst der geheimen Übungen gepflegt und Wissen um die Wirkung hatte. Auch in Indien und Japan wurden die Künste der Übungen zur Schulung des Geistes und in der Kampfkunst gepflegt. Das geheime Wissen war nur den gesellschaftlich höhergestellten Menschen zugänglich.
Das Übungen spezielle Dinge im Körper und Geist bewirken und uns dadurch andere Dimensionen im Leben zugänglich werden, wußte man auch im alten Griechenland. Im Mittelalter gehörten besondere Übungen und Trainingsmethoden zu den Tugenden des Rittertums.
Heute entdecken die Menschen wieder, daß man mit körperlichen Übungen, die nicht dem Sportbereich angehören, etwas verändern kann. Die Kinesiologie – die Lehre von der Bewegung – lehrt uns, wie wir durch spezielle äußere Bewegungen unsere Lebenskraft so stabilisieren können, daß wir neben Gesundheit und Wohlergehen auch das geistig-energetische Potential besser entfalten.

Danksagung

Mein Dank gilt allen Menschen, die mich lehrten und auf den Weg brachten, selbst etwas für mich zu tun. Besonders erwähnen will ich Berthold Daut, Dr. Johann Beyer, Lily Reiser, Wolfgang Gillessen, Sangit, Dr. Paul Dennison, Gordon Stokes, Sheldon Deal, David Walther, John F. Thie, Coby Schassfort, Master Mantak und Manneewan Chia, Dr. Hartmut Röhling und Do-Ri Rydl. Als Lehrer, Kollege, Freund und Partner förderten sie mich in meinem persönlichen Wachstum ganz entscheidend.

An dieser Stelle will ich mich besonders bei Do-Ri für ihre Unterstützung und Ausdauer beim Schreiben bedanken. Durch ihren unermüdlichen Einsatz an meiner Seite wurde das vorliegende Buch erst möglich. Als Koautorin schrieb Do-Ri ihre Erfahrungen nieder und bietet den Leserinnen und Lesern einen leichtverständlichen Zugang zur Kinesiologie.

Inhaltsverzeichnis

TEIL III

TEIL IV

TEIL V

Ein Buch über Kinesiologie zu schreiben heißt, in einen Korb voller Hummeln zu greifen. Denn jeder, der einen Kurs über Kinesiologie besucht hat, bildet sich eine eigene Meinung.
Mit diesem Buch wollen die Autoren einen Beitrag leisten, Kinesiologie so zu beschreiben, daß sie klarer und verständlicher wird. Gleichzeitig sollen alle Kinesiologen ermuntert werden, in ihrer Arbeit fortzufahren und sich selbst darin zu entdecken. Die so gewonnenen Erfahrungen können an Patienten *(patient* engl. »geduldig«) und Schüler (= Lernende mit Mut zur Lebenserfahrung) mit voller Überzeugung weitergegeben werden.
Das Buch will eine Einführung und einen Überblick über die Kinesiologie geben. Im Mittelpunkt stehen die Forschung und langjährige Arbeit der Autoren. Mühelos wird die Brücke zu anderen Lehrtraditionen und Heilmethoden geschlagen. So verbindet dieses Buch wissenschaftlichen Lehrstoff und persönliche Erfahrungsberichte in einer auch für den »Ungeübten« leicht verständlichen Weise.
Dieses Buch will eine Ausbildung zum Kinesiologen weder ersetzen noch Kursinhalte vermitteln. Vielmehr wollen die Autoren den Leser für diese neue, junge Wissenschaft interessieren und Anregungen liefern, selbst mit der Arbeit zu beginnen. Die Thematik an sich bedingt die Verwendung einiger Fachausdrücke, die im Text aber direkt erklärt werden.
Ein Buch über Kinesiologie zu schreiben bedeutet auch, immer wieder von Balance und Imbalance zu sprechen. Daß wir diese Begriffe nicht nur in unserer Arbeit verinnerlicht haben,

sondern auch in diesem Buch transportieren, hat gute Gründe. Der Begriff der Balance (analog Imbalance) wird von Kinesiologen von Anfang an in zweierlei Bedeutung verwendet: Zum einen wird damit der Zustand des Gleichgewichtes und der fließenden Energie bezeichnet, zum anderen ist mit Balance auch eine kinesiologische Beratung gemeint. Insofern geht der Begriff der Balance über die bloße Bezeichnung von Gleichgewicht oder Ungleichgewicht weit hinaus.

Achim Beier

TEIL I

Kinesiologie, die Lehre von der Bewegung

Die Kinesiologie ist die Lehre von der Bewegung, der natürlichsten Sache der Welt. Bewegung entscheidet über Gesundheit, Krankheit, Emotionen, Psyche, Wohlbefinden und Klarheit in unserem Leben und auf unserem Lebensweg. Bewegung verbessert die Kommunikation mit uns selbst, unseren Mitmenschen bis hin zur Kommunikation mit Gott.
Die Lehre von der Bewegung beinhaltet die verschiedenen Ausdrucksformen in unserem Leben von der Geburt bis zum Tod. Das ist einer der Gründe, warum die Kinesiologie die verschiedensten Situationen in unserem Dasein unterstützen kann. Sie muß dazu weder zu einer Lebensaufgabe werden, noch ist sie eine lebenslange Therapieform. Sie kann allerdings zu einer täglichen hygienischen Maßnahme werden, so daß der Körper für alles, was uns während des Tages begegnet, ausreichend Energie hat.
Die Kinesiologie ist somit die Basis für alles, was wir im Leben machen wollen. Sie unterstützt und fördert alle Tätigkeiten: Ob wir nun streßfreier lernen oder studieren wollen, ob wir einen leichteren Arbeitstag anstreben, ob wir eine Freizeitbeschäftigung genießen wollen, ob wir Tanzen oder Fallschirmspringen lernen, ob wir besser meditieren oder uns nur einfach bewegen wollen – die Kinesiologie unterstützt dieses Wollen und fördert unsere Bemühungen.

Wir werden selbständiger, unabhängiger und sind immer in der Lage, uns selbst zu helfen. Vor allem lernen wir, richtig zu kommunizieren. Dies ist besonders in der heutigen Zeit wichtig, denn trotz des enormen Fortschritts in der Kommunikationstechnik wird das Verstehen untereinander immer schwieriger.

Der autonome Bewegungssinn ist gleichzusetzen mit unserem angeborenen Selbstheilungsreflex. Egal, wie wir leben, was wir denken und unserem Körper antun, er wird immer das Beste daraus machen. Unser Körper will überleben, egal, ob *wir* wollen oder nicht. Wir müssen begreifen, daß der Körper »ein sich selbst balancierendes autonomes Überlebenssystem« ist. Wenn wir mit diesem autonomen Überlebenssystem in Kommunikation treten, unterstützen wir den Selbstheilungsreflex des Körpers immer wieder aufs neue.

Der Bewegungsreflex

Wir haben einen angeborenen autonomen Bewegungsreflex, der vor allen Dingen von der Atmung gesteuert wird. Bewegung heißt atmen, Nichtbewegung heißt nicht atmen. Bewegung ist Leben, Stillstand ist Tod. Wenn im Körper die Bewegung völlig stillsteht, ist er im selben Moment tot. Der Bewegungsreflex funktioniert *autonom.* Wenn wir schlafen, werden alle wichtigen Organfunktionen aufrechterhalten. Wir müssen uns nicht um den Herzschlag und den Blutkreislauf kümmern, wir atmen auch automatisch, und der Verdauungsapparat funktioniert ebenfalls von allein. Wenn das nicht so wäre, würde uns ein einziger unbewußter Augenblick das Leben kosten.

Je mehr wir nun den natürlichen Bewegungsreflex des Körpers aktivieren, desto besser kann er den Organismus versorgen und alle Organfunktionen aufrechterhalten. Je weniger wir uns bewegen, desto träger wird der Körper in seinen Funktionen, und wir leben von der Substanz. Wie lange können wir das tun, ohne »zur Kasse gebeten« zu werden?

Der Selbstheilungsreflex

Unser angeborener autonomer Bewegungsreflex ist in einer Hinsicht fast identisch mit dem Selbstheilungsreflex: Er ist immer wieder bemüht, uns am Leben zu erhalten. Wenn wir mit energetischen Balancemethoden und entsprechenden Übungen den autonomen Bewegungsreflex stärken, unterstützen wir gleichzeitig den Selbstheilungsreflex – das ist das Bemühen des Körpers, sich selbst immer wieder in die Balance zu bringen.

Körperliche Beschwerden, die trotz moderner Medizin nicht zu kurieren sind, treten immer häufiger bei Menschen jeden Alters auf. Die Wissenschaft spricht von »funktionellen Störungen«, »psychosomatischem Syndrom« und »vegetativer Dystonie«. Damit sind all jene Imbalancen gemeint, bei denen die moderne Wissenschaft nicht eingreifen kann. Sie alle haben eines gemeinsam: Der Bewegungsreflex des Körpers ist aus der Balance, er zeigt dies durch unspezifische Reaktionen, auch unter dem Begriff »kleine Zipperlein« bekannt. Sie entstehen unter anderem durch psychische Probleme und emotionale Überwältigung, die erst Jahre später zu Krankheiten führen.

Merke: Durch die richtige Bewegung fördern wir den Bewegungsreflex des Körpers und unterstützen auf diese Weise sein Selbstheilungsbemühen.

Die Grundlagen und das Handwerkszeug

Die Meridiane

Der Verlauf der Energiebahnen des menschlichen Körpers wird in der chinesischen Medizin seit Jahrtausenden beschrieben und ist heute immer noch so gültig wie damals.
In unserem Körper befinden sich zwölf Hauptenergieströme und zwei Steuermeridiane. Meridiane können wir uns als Energiebahnen vorstellen, die ihren Verlauf durch den gesamten Körper haben. Sie befinden sich unterhalb der Haut und treten an den sogenannten Akupunkturpunkten an die Oberfläche. Über diese Punkte können wir den äußeren Verlauf eines Meridians stimulieren (z. B. Akupunktur, Akupressur).
Die Meridiane stellen einen in sich geschlossenen Energiekreislauf dar. Der äußere Verlauf der Meridiane versorgt die Sehnen, Muskeln und Knochen mit Energie. Der innere Verlauf gewährleistet die energetische Versorgung der Organe.
Ist der Meridianfluß an irgendeiner Stelle unterbrochen, wird die entsprechende Muskelgruppe nicht mehr ausreichend mit Energie versorgt. Die Verletzungsgefahr ist in diesem Falle sehr hoch (Knochen brechen und Bänder reißen generell an Akupunkturpunkten). Auch das dazugehörige Organ kann seine Funktion nicht mehr ausreichend erfüllen, irgendwann wird es durch Schmerzen auf sich aufmerksam machen.
Durch die Kinesiologie lassen sich energetische Blockaden schnell feststellen und balancieren. Die erfolgte Balance wird durch Übungen stabilisiert. Damit ersparen wir uns größere Unausgewogenheiten, die Jahre später Ursachen von Krankheiten sein können.

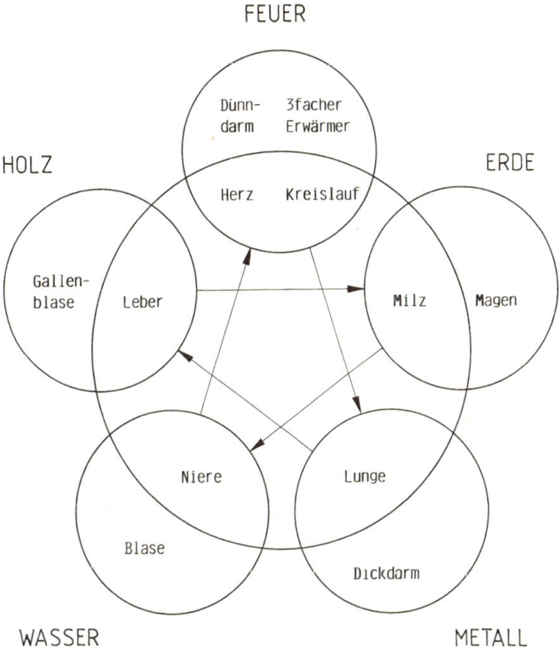

Zeichnung 1: Die Akupunkturmeridiane in den Fünf Elementen

Das Akupunktur-Meridiansystem ist den Fünf Elementen zugeordnet, die für die Balance des Körpers verantwortlich sind (siehe Zeichnung 1).

Die Fünf Elemente

Die Fünf Elemente werden auch »Wandlungsphasen« genannt. In der chinesischen Medizin gibt es das Feuer-, Erde-, Metall-, Wasser- und Holzelement. Ihre Anordnung folgt dem Regelkreis, in welchem sie sich gegenseitig unterstützen. Ein

Element versorgt das nachfolgende Element mit Energie. In der chinesischen Medizin nennen wir das den *Versorgungszyklus*. Die Zeichnung 2 zeigt uns den Versorgungszyklus der Fünf Elemente:

1. Das Holz liefert dem Feuer Energie, damit es brennen kann.
2. Das Feuer wird zur Asche, daraus entsteht die Erde.
3. Die Erde versorgt das Metall mit Energie, es ist im Boden gespeichert.
4. Das Metall liefert die Energie dem Wasser.
5. Das Wasser versorgt das Holz, damit die Pflanzen wachsen können.

Der Kreis schließt sich, indem das Holz das Feuer versorgt.

Der Versorgungszyklus schafft die Harmonie im Körper. Doch diese kann nur halten, wenn jedes einzelne Element kontrolliert wird. Aus diesem Grunde gibt es auch den sogenannten *Kontrollzyklus* der Fünf Elemente (siehe Zeichnung 2).

1 a. Das Feuer kontrolliert das Metall, weil das Feuer das Metall schmelzen kann.
2 a. Das Metall kontrolliert das Holz, weil das Metall das Holz spalten kann.
3 a. Das Holz kontrolliert die Erde, weil das Holz die Erde mit Wurzeln durchdringt.
4 a. Die Erde kontrolliert das Wasser, weil die Erde dem Wasser seinen Lauf vorgibt.
5 a. Das Wasser kontrolliert das Feuer, weil das Wasser das Feuer löschen kann.

Der Kreis schließt sich, indem das Feuer das Metall kontrolliert.

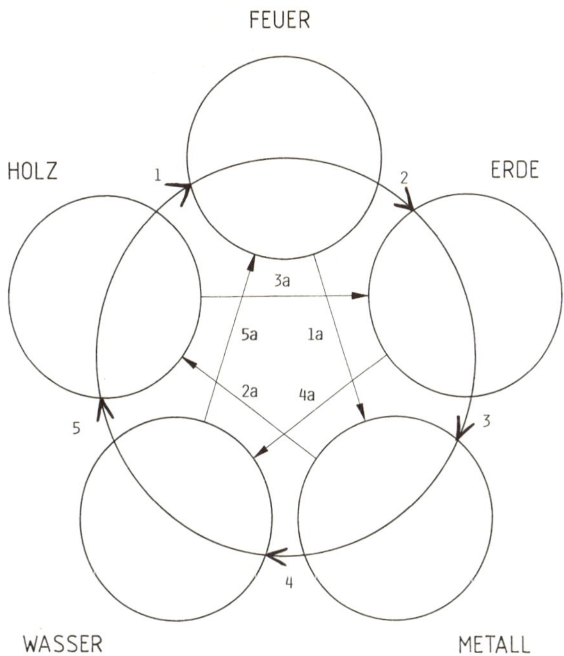

Zeichnung 2: Der Versorgungs- und Kontrollzyklus in den Fünf Elementen

Wenn beide Zyklen funktionieren, leben wir in Gesundheit und Harmonie. Wird die Energie eines Elementes zu groß, weil ein anderes die Kontrolle nicht mehr ausüben kann, entsteht Krankheit. Wenn die Versorgung nicht funktioniert, kann das betroffene Element nicht mehr genügend Energie an das nächste weitergeben. Auch daraus entsteht Krankheit. Das Bestreben in der chinesischen Medizin ist es, die Balance in den Fünf Elementen wiederherzustellen bzw. zu erhalten.

Die chinesische Medizin entstand vor vielen tausend Jahren. Da es zu dieser Zeit noch keine Bücher gab, wurden diese

Lehren in Bildern weitergegeben. Das Bild der Gesundheit in unserem Körper ist das Bild einer gesamten Familie. Sehen wir es uns einmal genauer an:

- *Der Versorgungszyklus, auch Cheng-Zyklus genannt,* entspricht einer Eltern-Kind-Beziehung. Die Aufgabe der Eltern ist hierbei, das Kind zu versorgen.
- *Der Kontrollzyklus, auch Ko-Zyklus genannt,* entspricht einer Großeltern-Enkel-Beziehung. Großeltern haben meist ein besseres Verhältnis zu ihren Enkeln als die Eltern zu ihren Kindern. Sie können die Anleitungen der Eltern vertiefen.

Wenn sich jedes Familienmitglied seiner besonderen Stellung innerhalb des Familienkreises bewußt ist und auf seinem Platz auch »funktioniert«, dann sprechen wir von einer harmonischen und gesunden Familie. In dem Moment, wo jemand ausbricht, kommt Unruhe in die Familie. Oftmals enden solche Aktionen mit Streit und Zerfall der Gemeinschaft.
Früher hatte die Familie einen besonderen Stellenwert (siehe Zeichnung 3): Drei Generationen wohnten unter einem Dach. Die Großeltern unterstützten die Eltern (1), indem sie auf deren Kinder achteten und sie lehrten (2). Die Eltern konnten sich dadurch ihrer Arbeit widmen und sorgten für den Unterhalt (3). So war die Versorgung der Familie sichergestellt. Die Aufgabe der Kinder war es, sich den Anordnungen zu fügen. Eltern und Großeltern zu respektieren war die familiäre Basis.
Die Anordnung der Familie kann im Rad der Fünf Elemente beliebig eingesetzt werden. Jedem Element kommt also die Funktion von Großeltern, Eltern und Kinder gleichzeitig zu.

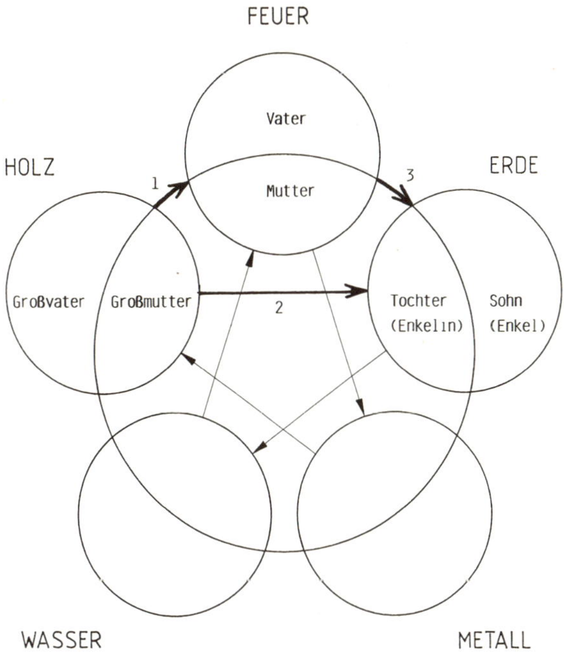

Zeichnung 3: Die Fünf Elemente – Das Bild der Familie

Im antiken China war die familiäre Basis ein Symbol für das gute Funktionieren des ganzen Staates. Voraussetzung für die politische Befähigung der Minister war beispielsweise, daß sie bei ihrer eigenen Person und im eigenen Hause Ordnung zu halten verstanden.

Warum heute immer mehr Krankheiten auftauchen, können wir zu einem nicht geringen Teil am Familienbild der Fünf Elemente erkennen.

Häufig lehnen Kinder sich gegen die Eltern auf; von »den Alten« lassen sie sich nichts mehr sagen; denn sie erleben ja den Respektmangel der eigenen Eltern gegenüber ihren Großeltern. Durch die Schwäche vieler Eltern und die fehlende Kontrolle und Unterstützung durch die Großeltern wachsen die Kinder heute oftmals ohne Maß und Ziel auf. Die Auflehnung der Kinder gegen die Eltern und Großeltern ist auch in der chinesischen Medizin beschrieben. Diese beiden Zustände werden Auflehnungs- und Entziehungs-Zyklus genannt. Die Auflehnung in den Fünf Elementen im Körper führt zu Krankheit, Zerstörung und Zerfall.

Wie kann die Welt in Frieden leben, wenn schon die Harmonie in der Familie nicht mehr funktioniert?

Wir können einen ganz entscheidenden Beitrag für den Frieden leisten, wenn wir bei uns beginnen und die Fünf Elemente im eigenen Körper zunächst einmal in die Balance bringen! Die eigene Harmonie und Gesundheit überträgt sich auf die Familie, jeder bekommt die Chance, sich wieder seiner Stellung innerhalb des Kreises bewußt zu werden und sie auszufüllen.

Die Atmung

Das Hauptunterscheidungsmerkmal zwischen einem toten und einem lebenden Körper ist die Atmung. Sie steuert unsere autonome Bewegung. Durch die Atmung werden über Sehnen und Muskeln die Knochen bewegt. Beispielsweise bewegen sich die Beckenknochen durch den Atemrhythmus synchron mit den Schädelknochen. Dadurch wird die Gehirn-Rückenmark-Flüssigkeit vom Beckenbereich zum Schädel gepumpt. Dieser Ablauf ist wichtig für gute Konzentration und Merkfähigkeit. Außerdem wird dadurch unser Immunsystem gestärkt.

Die Inder nennen die Lebenskraft Prana und die Atmung Pranayama. Die Lebenskraft ist eng verbunden mit der Atmung. In den indischen Lehren heißt es: »Die Seele atmet, Gott in uns atmet.« Wenn das nicht so wäre, könnten wir nicht einmal beruhigt einschlafen. Denn ein unbewußter Moment ließe die Atmung stillstehen, und vorbei wäre es mit unserem Leben.
Alles, was wir erleben, beeinflußt unsere Atmung. Auch Gefühle, Angst oder Schmerzen wirken sich auf die Atmung aus. In den indischen Lehren heißt es: Wer seine Atmung kontrolliert, kontrolliert gleichzeitig seine Emotionen und sein Leben. Eine gute Atmung hängt auch zu einem wesentlichen Teil von einer balancierten Organ-Uhr ab (siehe das Kapitel »Die Organ-Uhr« in Teil III).

Der Muskeltest

Der Muskeltest ist die Kunst, einen bestimmten Muskel gedanklich aus seinem Muskelverband zu isolieren und zu kontrollieren. Es erfordert Übung und Fingerspitzengefühl, zwischen einem Muskel, der »sperrt« (also stark oder, besser gesagt, »eingeschaltet« ist), und einem, der schwach (»nachgebend«) ist, zu unterscheiden.
Der Muskeltest ist das Diagnose-und-Feedback-System in der Kinesiologie. Durch einen richtig durchgeführten Check können wir Unausgewogenheiten im muskulären System in Verbindung mit dem Energiesystem herausfinden. Der Körper bestimmt auch die für ihn im Moment beste Balancemethode. Hinterher erhalten wir durch das Muskel-Feedback das Ergebnis.

Wenn wir einen Muskel testen, testen wir zwar nur einen Teil des gesamten Körpers. Doch dieser Teil steht sehr wohl mit dem ganzen Körper in Verbindung! Über den Muskel werden Sehnenreflexe, Nerven und Akupunkturmeridiane aktiviert, der getestete Muskel hat auch eine Verbindung zum Gehirn. Das Gehirn ist die Schaltzentrale im Körper, in der alle Informationen zusammenlaufen. Das heißt, wenn wir einen Muskel testen, testen wir indirekt auch das Gehirn.

Bevor wir den Muskeltest als Feedbacksystem des Körpers einsetzen können, müssen wir unbedingt den *Klartest* durchführen:

1. Ein Indikatormuskel wird getestet: Wir stellen fest, ob der Muskel, mit dem wir arbeiten wollen, in der Lage ist, einem bestimmten (sanften) Druck standzuhalten.
2. Nun klären wir, ob der Muskel mit dem Energiesystem verbunden ist und »ein- und abschalten« kann: Ein Muskel muß nicht nur einem Druck standhalten können, er muß auch die Fähigkeit haben, beim gleichen Druck nachzugeben.
3. So können wir den Indikatormuskel als Feedbacksystem des Körpers verwenden. Wir testen über den Muskel das Gehirn und kommen damit in einen direkteren Kontakt mit unserem Körper.

Der kinesiologische Muskeltest hat sich gut bewährt, weil wir zwischen Tatsachen und Illusionen, denen wir manchmal aufsitzen, durch den Muskeltest klar unterscheiden können.

Wie bei jeder Kunst braucht man Übung! Um ein Meister zu werden und das nötige Fingerspitzengefühl zu entwickeln, müssen wir die Technik immer wieder praktizieren, um sie vollständig zu beherrschen.

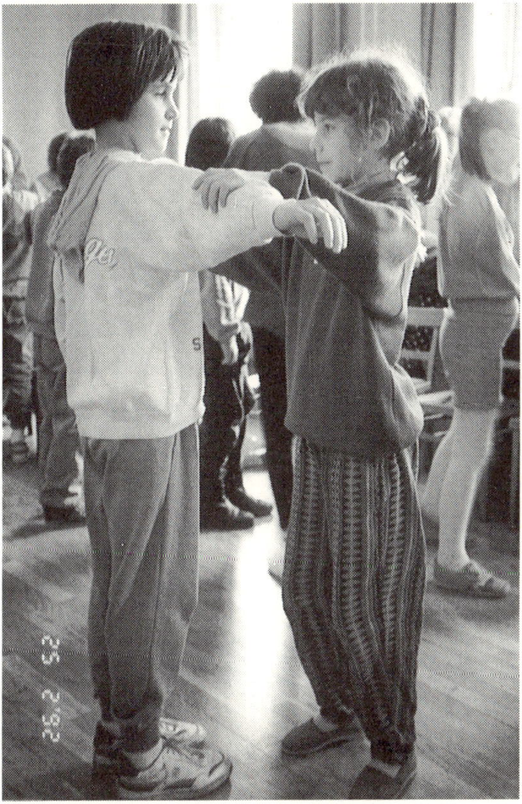

Bild 1: Die Haltung beim klassischen Muskeltest

Der Muskeltest kann auch für die sogenannte *Gruppenbalance* verwendet werden. Dabei wird die Gruppe getestet, die sich im Kreis an den Händen hält. Die Gruppenbalance eignet sich z. B. hervorragend für die Arbeit in der Klasse. Bei Kindern kann man leicht das Interesse an Muskeltesten wecken. Sie lernen diese Kunst sehr schnell. Wenn der Testpartner für sie zu groß ist, wissen sie sich zu helfen (siehe Bild 3 und 4).

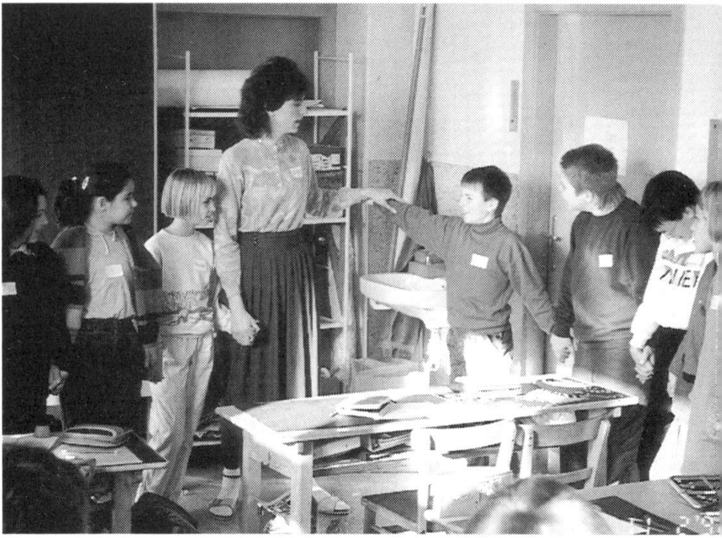

Bild 2: Gruppenbalance

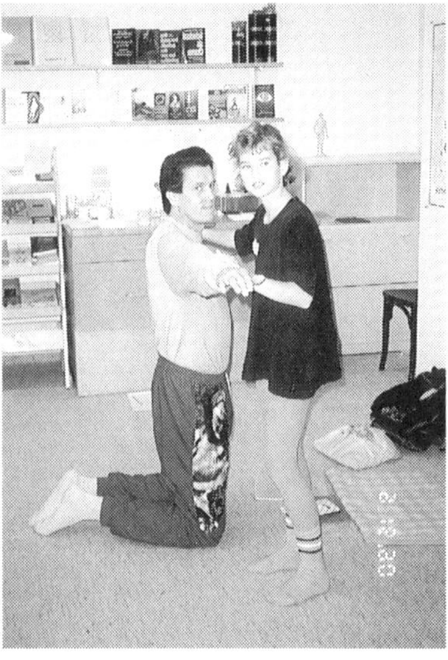

Bild 3

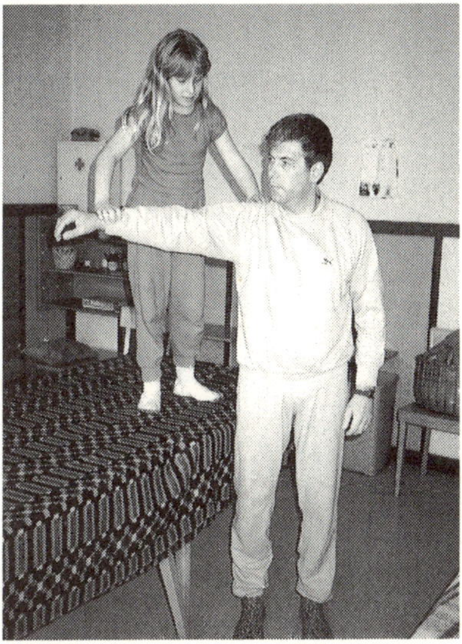

Bild 4

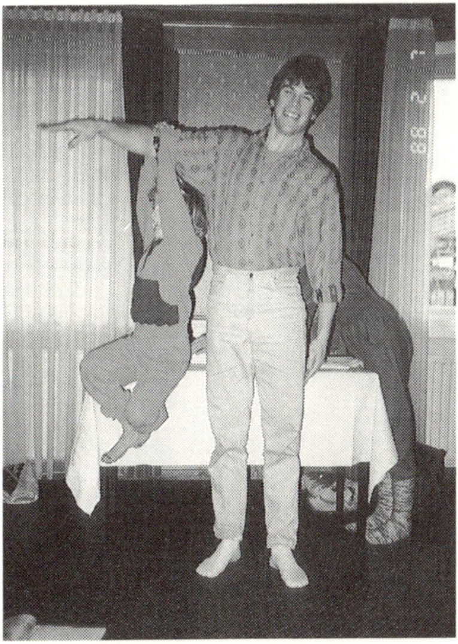

Bild 5: Muskeltesten ist kein Kräftemessen. Trotzdem hat es Spaß gemacht!

Energie – Was ist das?

Es gibt viele Definitionen von Energie, sie reichen von der physikalischen bis hin zu esoterischen. Meine für praktische Zwecke völlig ausreichende vereinfachte Definition ist: »Energie spüren wir am meisten, wenn sie uns fehlt.«

Energie regelt die physiologischen Abläufe in unserem Körper, schützt die Organe, unterstützt den angeborenen, autonomen Bewegungssinn und koordiniert den Selbstheilungsreflex. Dadurch wird der Körper gesund erhalten. »Gesund sein« hat mehrere Aspekte:

1. Die Funktionen im Körper sind in der Balance.
2. Wir sind nicht in negativen Emotionen gefangen.
3. Die geistige Ausdruckskraft entfaltet ihr volles Potential.
4. Das Leben wird »gemeistert«.
5. Sogenannter »Streß« wird als Lebenserfahrung dem Lebensziel beigefügt, wird als »Motor« verstanden und übersteigt nicht unsere Belastungsgrenze.

Was heißt »Energie in der Balance«?

In unserem Körper befindet sich ein Netz aus Energiebahnen, das wir auch Akupunkturmeridiane nennen (siehe das Kapitel »Die Meridiane«). Wenn jeder einzelne Meridian ausgeglichen ist, fühlen auch wir uns im Gleichgewicht, »in der Balance«. Es geht uns gut.

Wir können dies auch mit den Zeichnungen 4 a und 4 b vergleichen: Wir haben »zwölf Behälter«, die durch einen Zu- und Ablauf miteinander verbunden sind. In jedem sollte die gleiche Menge an Flüssigkeit sein (Zeichnung 4 a). Wenn nun durch eine auftretende Störung der Zulauf an einer Stelle unterbrochen wird, werden nachfolgende Gefäße nicht mehr ausreichend versorgt. Andere hingegen laufen über, weil der Abfluß nicht mehr funktioniert (Zeichnung 4 b).

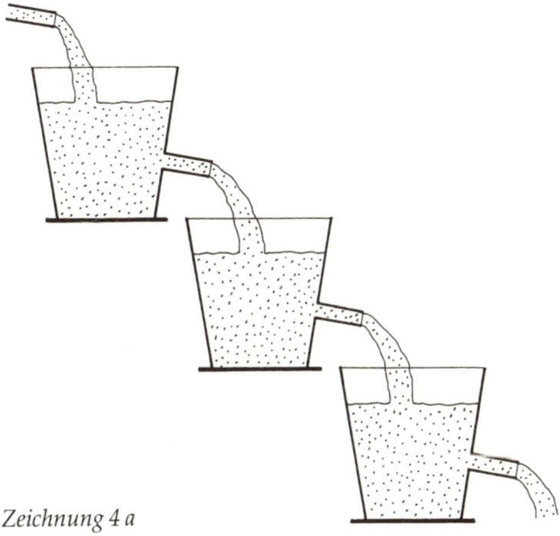

Zeichnung 4 a

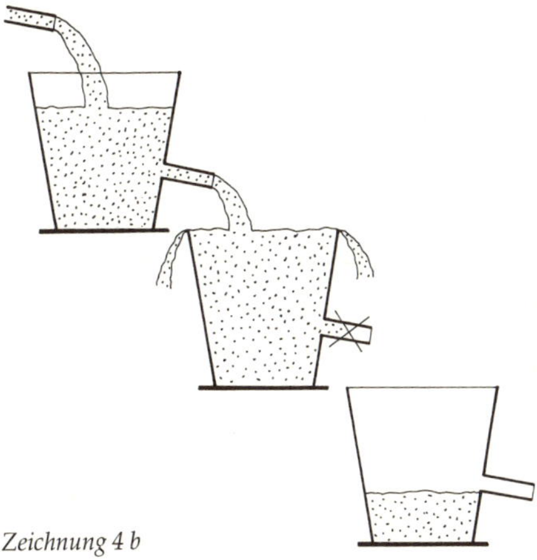

Zeichnung 4 b

Wodurch kommt es zu energetischen Unausgewogenheiten?

Zum Beispiel durch falsche Ernährung, übermäßigen Streß und andere belastende Lebenssituationen entstehen zuallererst Störungen im Meridiansystem. Einige Meridiane haben plötzlich zuviel Energie, andere haben zuwenig. Die chinesische Akupunkturlehre spricht hier von der »Fülle« und »Leere«.

Durch diese Verschiebungen steht uns das Energiepotential (unsere Lebenskraft) nicht voll zur Verfügung. Damit werden alltägliche Dinge anstrengend. Wir müssen die fehlende Energie durch Kraft ersetzen und zehren von unserer Substanz. Irgendwann kommt es dann zu körperlichen Beschwerden, »die Rechnung wird präsentiert«.

Ungleichmäßige Energieverteilung in den Meridianen festzustellen und ins Gleichgewicht zu bringen ist das klare Ziel der Kinesiologie. Ein funktionierendes Meridiansystem unterstützt die Funktion der Organe ganz wesentlich. Damit steht uns die Lebenskraft des Körpers auch tatsächlich zur Verfügung, und wir leben nicht von der Substanz.

Mit Kinesiologie sind wir schnell auf 100 (% Energie)

Jeder Mensch hat ein Energiepotential von 100 % – egal, in welchem Alter er sich gerade befindet. 100 % sind im Körper immer vorhanden. Aber wieviel davon stehen uns tatsächlich zur Verfügung? Durch Belastungen, Streß, falsche Ernährung und negative Emotionen in unserem Leben schwächen wir die Energiebahnen unseres Körpers. Oft dauert es Jahre, bis wir die Schwächung fühlen.

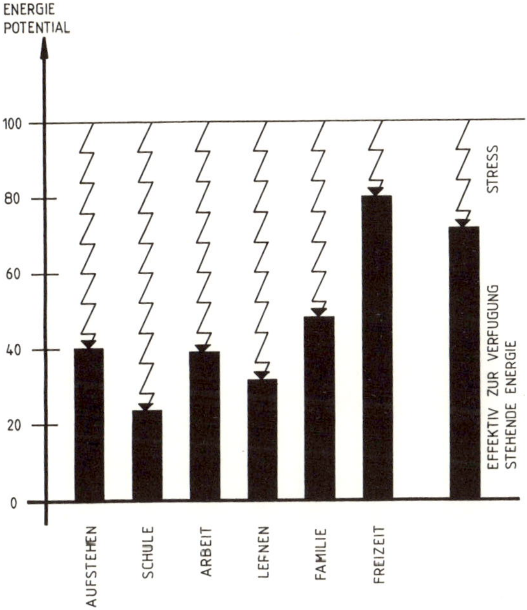

Zeichnung 5: Die verschiedenen Tätigkeiten kosten uns mehr oder weniger Energie; wenn wir unser Energiepotential voll ausschöpfen, wird unser Belastungspotential nicht so leicht überschritten; haben wir z. B. nur 20 % zur Verfügung wie auf der Zeichnung, werden selbst einfache und alltägliche Dinge zum Streß

Streß ist der *Motor* unseres Lebens. Solange er nicht unsere Belastungsgrenze übersteigt, können wir gut leben und fühlen uns wohl. Meistens geht das spannende Leben immer mehr in Anspannung über, weil wir nicht mit unserer Energie haushalten. Daraus folgt, daß der Körper fehlende Energie durch Kraft ersetzen muß! Dinge, die uns früher leichtfielen, können wir heute nur mit großer Anstrengung meistern. Der Streß, der vorher »Motor« war, macht uns nun krank, weil er unseren Belastungsgrad übersteigt. Wir haben plötzlich Probleme

mit der Konzentration. Dinge, die uns früher »kaltließen«, regen uns heute maßlos auf. Viele kleine Wehwehchen stellen sich ein, aus denen dann Krankheiten entstehen. Viele Beschwerden führen wir auf das zunehmende Alter zurück. Es gilt als normal, ab 35 »alterssichtig« zu werden. »Das ist eben so, da können wir nichts tun«, bekommen wir immer wieder zu hören.
Für unsere Energie können wir sehr wohl etwas tun. Ein Energiesystem, das uns hundertprozentig zur Verfügung stehen kann, gibt uns zu vielen Dingen eine andere An- und Einsicht. Oft haben wir Probleme, die wir gar nicht lösen, sondern über die wir einfach »darüberwachsen« müssen! Das hat nichts mit Wegschieben oder Verdrängen zu tun. Viele Probleme lösen sich dann von allein. Was dann noch übrigbleibt, ist für uns meist leicht überschaubar. Durch den höheren Blickpunkt finden wir dann idealerweise Lösungsmöglichkeiten, die uns mit wenig Energie bzw. eingeschränktem Gesichtskreis überhaupt nicht in den Sinn kämen.

Streß – Was ist das?

Für uns gibt es nur Streß oder Balance. Wenn wir von Streß sprechen, teilen wir ihn nicht in positiven und negativen Streß. Wir würden uns damit einer großen Gefahr aussetzen. Nehmen wir das Beispiel Freude. Wir bewerten Freude als etwas Positives und gehen daher ganz anders damit um als z. B. mit Ärger. Wir lassen Freude ungefiltert in unseren Körper – uns das kann ihm ganz schön zusetzen. Menschen sind schon an Herzversagen gestorben, dessen Auslöser »Freude« war. Bei Streß oder Balance geht es darum, daß wir in Situationen, die

eine größere Anforderung an uns stellen, nicht abschalten. Dies erreichen wir, indem wir einzelne Stressoren aus dem automatischen Streßverhalten nacheinander balancieren.
Wir unterscheiden aber folgende Streßformen: innerer Dauerstreß, automatisches Streßverhalten und Streß durch Umwelteinflüsse.

Innerer Dauerstreß

Die Organenergie ist der Schutzmantel für unsere Organe. Zum Beispiel wird durch falsche Ernährung die Energie der Organe geschwächt. Dies führt zu einer energetischen Unterversorgung, das Organ bekommt weniger Energie, als es zur Ausübung seiner Funktion benötigen würde. Fehlt diese »Stromzufuhr« zum Organ, löst dies im Organ selbst Streß aus. Dies bereitet uns vielleicht noch keine spürbaren Schwierigkeiten. Aber wenn nun zu diesem inneren Streß ein äußerer dazukommt, gehen wir möglicherweise gleich »an die Decke«. Manchmal fallen wir wegen eines kleinen Auslösers unangemessen aus dem Rahmen, für uns selbst ist es auch unerklärlich. Häufig liegt dies dann daran, daß wir durch den Streß in einzelnen Organen für den äußeren Streß nicht mehr belastbar sind.

Wodurch wird die Organenergie geschwächt? In erster Linie ist das Essen verantwortlich für die Schwächung der Organenergien. Essen ist das am meisten gebrauchte und von allen verwendete »Medikament«. Wenn wir Medikamente richtig dosieren, unterstützen sie uns bei Krankheiten, und wir werden schneller gesund. Wenn wir sie überdosieren und vielleicht auch noch mit anderen Mitteln kombinieren, können sie uns vergiften.
Genauso sollten wir unsere Nahrungsmittel betrachten. Die

Wirkung von Zucker oder Kaffee sind zunehmend im Bewußtsein der Öffentlichkeit, doch sollte unsere Ernährung insgesamt aufmerksamer betrachtet werden. Ihre Wirkung zeigt sich nur nicht sofort, sondern schleichend. Diese permanenten und langsamen Veränderungen im Körper nehmen wir oft nicht wahr oder führen auftretende Beschwerden auf das Alter zurück. (In meinem Buch *Richtig essen zur richtigen Zeit* [Knaur-TB 6014] habe ich ausführlicher über Ernährung und Kinesiologie geschrieben.)

Automatisches Streßverhalten

Bereits im Kindesalter legen wir uns ein Verhalten der besten Überlebenschancen zu. Dieser Automatismus schützt uns, wenn wir schnell reagieren müssen, vielleicht sogar in Lebensgefahr sind und wir keine Zeit haben, uns eine Lösung zu überlegen. Wir neigen jedoch dazu, uns auch in falschen Situationen unangemessen so zu verhalten, z. B. wenn ein Kind Streß hat mit der Klassenarbeit. Am Morgen der Klassenarbeit hat es dann Fieber, oder ihm ist so schlecht, daß es nicht zur Schule gehen kann. Wenn die Klassenarbeit (Stressor) vorbei ist, verschwinden die Symptome, und das Kind ist wieder gesund. Dem Kind gelang es, wenn auch unbewußt, die Streßsituation zu vermeiden.
Kranksein betrachtet man als die beste Entschuldigung für das Umgehen jeder Situation, die man nicht konfrontieren will. Dieses Verhalten übernehmen manche ganz unbewußt auch nach der Schule: Es gibt Menschen, die bei übermäßiger Anforderung (z. B. bei der Arbeit) plötzlich krank werden. Wenn sich der Sturm, etwa im Betrieb, gelegt hat, erscheinen sie auch wieder an ihrem Arbeitsplatz und sind gesund.

Ein Stichwort genügt schon! In unserem Leben gibt es bestimmte Stichworte, die unsere Energie blitzartig reduzieren. Wenn wir beispielsweise ein spielendes Kind fragen: »Hast du deine Schularbeiten schon gemacht?«, können wir oftmals beobachten, was ein Reizwort im Körper verursacht: In diesem Beispiel genügt das Wort »Schularbeiten« schon, um die Harmonie im Körper zu stören. Streß entsteht, die Stimmung verändert sich von einer Sekunde zur anderen, Lustlosigkeit und Müdigkeit treten plötzlich auf. Diese ändern sich mitunter lange nicht, gleichzeitig wissen wir nicht immer genau, was uns tatsächlich »über die Leber gelaufen« ist.
Streß wird in der Regel aus Belastung empfunden, und der Mensch versucht, ihn loszuwerden. Aber leider tut er das nicht immer, indem er seine Aufgabe sofort beginnt und zügig zu Ende führt. Nein, es geht ganz anders vor sich! Bevor ein Kind beispielsweise mit der Hausaufgabe beginnt, spielt es herum, macht dies und das, und oft ist die Mutter schon am Rande der Verzweiflung, bevor das Kind den ersten Buchstaben geschrieben hat.
Im Leben jedes Menschen gibt es eine Fülle von Reizworten. Das können Personen, Dinge und Tätigkeiten sein, die ein automatisches Streßverhalten auslösen. Oft ist uns dieser Streß nicht bewußt.

Was wir heute könnten leicht besorgen, verschieben wir sehr gern auf morgen! Wir sollten eine bestimmte Arbeit durchführen, schieben sie aber immer vor uns her. Bis zu jenem Zeitpunkt, an dem weiteres Aufschieben unmöglich ist, haben wir tausend gute Gründe und logische Erklärungen, warum wir es gerade jetzt noch nicht erledigen. Wenn wir uns dann an die Arbeit machen, stehen wir unter Druck, müssen manchmal eine »Nachtschicht« einlegen und sind danach fix und fertig. Wenn wir uns mit unserer Arbeit stressen, haben wir uns mit diesem Streß arrangiert. Doch unsere ganze Energie geht dabei verloren, und zu einer sinnvollen Freizeitbeschäftigung sind wir nicht mehr in der Lage. Bei Lehrern konnte ich das oft beobachten.

Sie erholen sich in den Ferien gut, doch nach drei Wochen Schulbetrieb lechzen viele nur noch den nächsten Ferien entgegen. Das Unterrichten kostet sie so viel Kraft, daß sie sich sehr bald erschöpft und ausgelaugt fühlen.

Was wir tun, sollte uns Kraft geben und darf nicht an unserer Substanz zehren. Dies gilt für alle, die einen Acht-Stunden-Tag haben, und insbesondere für jene, die multidimensionale Tätigkeiten ausüben, etwa Hausfrauen und Mütter.

Beispiele für automatisches Streßverhalten. Die folgenden drei Beispiele über automatisches Streßverhalten haben immer die gleiche Ausgangssituation: Ein Ehepaar mit zwei Kindern plant lange im voraus einen romantischen Abend zu zweit. Die Eltern freuen sich schon sehr darauf, alles ist organisiert, die Kinder sind außer Haus gut untergebracht, und einem schönen Abend steht nichts mehr im Wege.

1. Fall: Sie berichtet ihm kurz vor dem Weggehen, daß der Sohn heute in der Mathematik-Klassenarbeit eine Fünf bekam. Dieser Satz löst bei ihm eine Reaktion aus, die die Stimmung des Abends, der noch gar nicht richtig begonnen hat, zerstört. Obwohl er rational abzuschalten versucht, gelingt es ihm nicht. Sie beschwichtigt ihn, trotzdem wird er die nächsten Stunden nicht mehr so richtig fröhlich.

Was ist passiert? Der Mann ist nach herkömmlicher Meinung

und auch nach seiner Auffassung der Familienvorstand. Er als »Chef« seiner Familie erlebt, daß ein Teil davon »versagt« hat. Zum anderen wird er durch diese Aussage unbewußt an seine eigene Schulzeit erinnert, wo es wegen einiger schlechter Noten zu Streitigkeiten seiner Eltern kam. Sein Vater maßregelte ihn: »Wer in diesem Fach versagt, kann im Leben nichts werden. Außerdem blamierst du mich mit dieser Fehlleistung.« Die Ursache für die Mißstimmung des Abends liegt zum großen Teil auch im Schulstreß, den er selbst damals hatte. Durch die Bemerkung seiner Frau erlebt er plötzlich sie ganze Streßsituation von damals.
Das ganze Dilemma liegt daran, daß wir in solch einer Situation zumeist nie die Ursache (z. B. eigener Streß in der Schulzeit) unserer plötzlichen Mißstimmung finden, sondern uns an dem Auslöser (z. B. Sohn schrieb eine Fünf) festbeißen.

2. Fall: Im Weggehen sagt er zu ihr vor den Kindern: »Übrigens hast du den Klempner noch immer nicht bestellt. Seit einer Woche rede ich davon.« Im Auto ist sie schweigsam, verschlossen, und es gelingt ihm auch lange nicht, die Stimmung seiner Frau an dem lange geplanten Abend zu zweit wieder zu verbessern.
Was ist passiert? Sie wurde als Kind wegen einer schlechten Leistung vor der ganzen Klasse gerügt. Sie schämte sich sehr und wäre am liebsten davongerannt. Ähnliche Geschichten im Leben heute lösen genau dasselbe Gefühl aus wie damals.

3. Fall: Im Weggehen legt der Mann den Arm in einer ganz bestimmten Geste um die Schulter seiner Frau. Sie wird plötzlich traurig, ist den ganzen Abend ein bißchen abwesend und kann sich auch selbst den Grund dafür nicht erklären.
Was ist passiert? Die Frau wurde als Kind für eine ungezogene

Tat von den Eltern gerügt. Um die »Standpauke« abzuschwächen, legte die Mutter den Arm um ihre Schultern, während der Vater die Tochter zur Rede stellte. Diese Geste prägte sich bei dem Mädchen mit einem gleichzeitigen Gefühl des Unwohlseins ein. In jenem Moment, wo der Mann in ähnlicher Weise seine Frau berührt, wird die Streßsituation automatisch in ihr wieder aufgerufen und der Stimmungswechsel ausgelöst.

Wichtig zu wissen ist, daß wir uns nicht mehr an diese Situationen erinnern, die vor vielen Jahren passierten. Trotzdem bewirken Worte, Berührungen, Gerüche, Töne und/oder Geschmacksempfindungen von heute das Aufrufen der Erinnerung an damals. Sie hat die Macht, uns heute genauso fühlen zu lassen wie damals. Die Kinesiologie hilft, das automatische Streßverhalten aufzudecken und zu konfrontieren.

Beispiele für automatisches Streßverhalten

Reizwort	Aufschiebung ist möglich,
Waschen und Bügeln	bis das letzte Hemd aus dem Kasten genommen wird
Lernen	bis zum Abend vor der Prüfung
Gehen	bis wir mit dem Auto nicht mehr weiterkommen
Zahnarztbesuch	bis die Schmerzen unerträglich werden
Wohnung putzen	bis der nächste Besuch kommt
Buchhaltung vorbereiten	bis zum 14. des Monats, denn am 15. ist die Steuer fällig
Pläne zeichnen	bis zum Tag der Einreichung
Rechnungen bezahlen	bis zur letzten Mahnung
Post beantworten	bis der andere sich beschwert

Reizwort	Aufschiebung ist möglich,
Aufstehen am Morgen	bis 15 Minuten bevor wir aus dem Haus gehen müssen
Abnehmen	bis keine Hose mehr paßt
Rasieren	bis sich der Partner über die Stacheln beschwert
Einkaufen	bis alle Vorräte zu Hause verbraucht sind und die Familie bereits meutert
Geld ausgeben	bis die »Schuhsohlen Löcher haben« und wir zum Bezahlen einer Runde aufgefordert werden
Fliegen	bis wir einen Flug gewonnen haben, der nicht übertragbar ist
Edu-K-Übungen turnen	bis es uns erneut so schlecht geht, daß wir gerne wieder freiwillig damit beginnen

Streß durch Umwelteinflüsse

Wir brauchen jetzt nicht im einzelnen alle Stressoren zu diagnostizieren. Man kann allgemein sagen, daß ein Mensch, dessen Lebensenergie schwach ist, natürlich auch heftiger auf Erdstrahlen, Lösungsmittel, Geräusche usw. reagiert als ein anderer mit hoher Lebensenergie. Das Ziel der Kinesiologie ist, unser Energiepotential zu entwickeln. Damit sind alle unsere Systeme koordiniert, und dies bringt uns Streßstabilität. Wir müssen nicht verzweifeln und jede Hoffnung über Bord werfen, wenn es uns schlechtgeht. Oft genügt zur Wiederherstellung unseres Wohlbefindens das Erhöhen des eigenen Energiepotentials.

Ein kurzer historischer Streifzug

Die fernöstlichen »Kampf«sportarten

In China wurden die Kampfsportarten in Klöstern unterrichtet. Es fand eine spirituelle Bahnung (Ausrichtung) in Verbindung mit dem Kampfsport statt. Diese Tradition kam später nach Japan und wurde dort umsichtig kultiviert und verbessert. Daraus entstand ein spirituelles, philosophisches, allumgreifendes System, das man Bushido nennt. Bushido ist der Weg des Kriegers oder des Krieges.

Die höchste Stufe im fernöstlichen Kampfsport ist, zu siegen, ohne gekämpft zu haben. In alten Schriften aus Asien (Taoteking, I Gin) werden zwei Arten von Kämpfern aufgezeigt: jener, der noch kämpfen muß, und jener, der nicht mehr kämpfen muß. Die Schulung des Kämpfers in der Antike war eine Schulung des Geistes. Dabei ging es in erster Linie darum, den inneren Feind zu bezwingen, zur Ruhe zu kommen, sich selbst, andere und den eigenen Lebensweg zu erkennen. In der Essenz bedeutet das, Disziplin zu lernen, zu verinnerlichen und zu leben.

Der größte Gegner, den wir zu besiegen haben, sind wir selbst. Wenn uns das klargeworden ist, können wir auch leichter verstehen, warum Kampfsport in Klöstern gelehrt wurde. Zu den Disziplinen des Bushidos gehören auch die Teezeremonie, das Blumenstecken und die Dichtkunst. Allen Bereichen liegt eine ganzheitliche Ausbildung zugrunde.

Im heutigen Japan werden die alten Kampfkünste sehr hoch gehalten und in ihrer Tradition auch gelehrt. An Universitäten kann man nicht studieren, wenn man nicht gleichzeitig ein antikes Sportfach belegt hat. Die Leistungen, die auf den Universitäten gefordert werden, lösen bei den meisten Studenten Streß aus. Nicht umsonst spricht man in Japan von der Prüfungshölle. Ein Studium zu bestehen ist nur möglich für jene, die diese Sportarten praktizieren. Hier können wir ganz leicht die Verbindung zwischen Lernen, Bewegung, Integration und Bahnung der Energie erkennen.

Die Disziplin des Kendo, der »Weg des Schwertes«, ist z. B. eine in Japan seit jeher populäre Sportart und Philosophie. Hier geht es nicht nur darum, das Schwert zu beherrschen. Lange bevor wir mit dem Schwert schwingen lernen, üben wir das Gehen. Wenn wir die genau festgelegte Schrittfolge können, lernen wir, zu rufen und danach die Arme zu bewegen. Das eigentliche Ziel von Kendo liegt darin, daß wir das Schwert so beherrschen, daß wir es nie ziehen müssen. Dies bedeutet, daß der Gegner an unserer Haltung, Energie und Ausstrahlung erkennt, daß es überhaupt keinen Zweck hat, gegen uns anzutreten. – Vor allem im mittelalterlichen Japan stand diese Kunst des Schwertkampfes in hohem Ansehen. Einige japanische Zen-Meister waren gleichzeitig große Schwertmeister.

Judo kennen wir als Selbstverteidigung. Judo heißt »sanfter Weg der Geistesbildung«. Seine Philosophie ist es, daß wir mit der Kraft des anderen arbeiten. Wir nützen die Kraft des Gegners, um ihn zu besiegen. Judo beginnt mit dem Atmen- und Fallenlernen. Erst wenn wir keine Angst vor dem Fallen haben und wenn wir uns dabei auch nicht mehr weh tun, können wir beginnen, gegen einen anderen anzutreten. Das richtige Fallen ist eine große Kunst, die monatelang geübt wird. – Diese Kampfsportart wurde ursprünglich von den Samurai als »Jujutsu« entwickelt. Die heutige Form des Judo geht zurück auf Dshigoro Kano (1860 bis 1938).

T'ai chi ch'uan, auch Schattenboxen genannt, ist eine aus einer Selbstverteidigungsmethode entstandene Meditation in Bewegung. Sie besteht aus einer Abfolge weicher, fließender Bewegungen, die langsam ausgeführt werden und durch die Koordination von Bewußtsein, Atem und Bewegung eine Harmonisierung der Kräfte von Yin und Yang bewirken. – Die Ursprünge des T'ai chi ch'uan reichen bis ins 14. Jahrhundert. Alle diese und andere fernöstliche Kampfsportarten haben eines gemeinsam: Der Schüler übt viele Monate ganz für sich allein, von Gegnern ist noch lange keine Rede. Trifft er als Fortgeschrittener auf einen Gegner, ist dieser nichts anderes als eine Metapher dafür, mit sich selbst zu kämpfen, und das will geübt werden. Das gemeinsame Ziel aller asiatischen Kampfsportarten ist, die innere Haltung so aufzubauen, daß sich der Geist klärt, wir dadurch unsere Umwelt mit der richtigen Distanz betrachten und somit unsere Lebensperspektive erkennen können.

Die Einstellung zum Kampfsport wird zu einer Lebensphilosophie. Wir trainieren und bezwingen dadurch uns selbst. Dabei lernen wir uns und jegliche Form im Umgang mit uns selbst ganz genau kennen. Durch diese Art von Training machen wir wesentliche Erfahrungen. Das Gelernte müssen wir umsetzen und im Leben praktizieren. Leben heißt lernen. Es gab schon immer die Idee, durch Bewegung und Übung eine Bahnung der Körperenergien zu erlangen. In unseren Breiten wurde bereits durch Turnvater Jahn (1778 bis 1852) deutlich die Aufmerksamkeit auf Turnen und Gymnastik gelenkt. Ein Mensch, der sich bewegt, hat in der Regel auch einen klareren Geist, klarere Ansichten und einen klareren Blick. In der Ära des Turnvaters Jahn wurden Turnvereine gegründet. Jeder wollte besser sein als der andere, und plötzlich stand nicht mehr die Bewegung im Vordergrund, sondern die Haltung. Das heutige Bild des Turners sind Menschen mit dickem Brustkorb, angehaltenem Atem, Hohlkreuz und nach hinten durchgedrückten Knien. Je strammer die Haltung unmittelbar nach einer Turnübung ist, desto mehr Punkte gibt es. Energetisch betrachtet, ist diese Haltung alles andere als körperaufbauend und stärkend.

Durch die Genauigkeit der Meßtechnologie werden die Olympischen Spiele und andere Sportereignisse immer mehr sinnentfremdet. Es wird bereits in tausendstel Sekunden gerechnet, und es gibt eigentlich unter den ersten zehn auf der Plazierungstabelle kaum einen Unterschied, daher auch nicht wirklich einen Sieger. Oft können Sportler gute Leistungen bringen. Aber die Tagesform hindert sie daran, diese Leistung auch wirklich jeden Tag zu bringen. Wenn eine schlechte Tagesform mit dem Termin eines Wettkampfes zusammenfällt, gibt es eben eine entsprechend schlechtere Plazierung. Wenn ein Sportler in einer Wettkampfsituation nicht streßstabil ist, nützt ihm das beste Training nichts. An diesem Tag wird ihn seine »Tagesverfassung« nicht siegen lassen, denn er ist weit entfernt von Bewegung zur Klärung des Geistes und damit Stärkung seiner Energien.

Bestimmte Rituale oder Meditationen vor dem Wettkampf ermöglichen ein Einstimmen des gesamten Körpers auf die bevorstehende Situation. In den asiatischen Kampfsportarten haben folgende Zusammenhänge heute noch eine lebendige Tradition und sind in besonderer Weise miteinander verknüpft:

- Bewegung und Philosophie,
- Bewegung und Geist,
- Bewegung und Lernen,
- Bewegung und Lebensperspektive.

Die Entstehung der Kinesiologie

Anfang der sechziger Jahre entwickelte der Chiropraktiker Dr. George Goodheart ein Konzept des Muskelprüfens und -testens. Was war das Besondere an dieser Entwicklung?
In der Chiropraktik werden Imbalancen und Schmerzen im strukturellen Bereich (am Skelett) diagnostiziert und behandelt. Der Muskel, der verkrampft ist und schmerzt, wird manipuliert. Dr. Goodheart entdeckte durch seine Arbeit, daß nicht immer der verkrampfte Muskel für die Schmerzursache verantwortlich war, sondern häufig sein Gegenspieler. Dieser gegenüberliegende Muskel hatte einen zu schwachen Tonus (Spannungszustand), konnte dadurch den nötigen Gegenzug nicht ausüben und löste in der Folge eine Verkrampfung des Gegenspielers aus.
Zusammengefaßt bedeutet dies: Jeder Muskel hat einen Gegenspieler. Dieses Muskelpaar (A + B) muß harmonisch zusammenarbeiten, um gute Bewegung zu gewährleisten. Während sich der eine Muskel (A) anspannt, muß der andere (B) nachgeben. Dann spannt sich B an, und A muß nachgeben (siehe Zeichnung 6 a).
Bleibt nun ein Muskel ständig schlaff, muß der Gegenspieler vermehrte Spannung haben, um den schlaffen Muskel zu kompensieren. Dadurch kann die Körperhaltung nach einer Seite verzogen sein (siehe Zeichnung 6 b). Diese schiefe Körperhaltung kann zu erheblichen Schmerzen führen, z. B. Rückenbeschwerden, Migräne, Atemproblemen und damit verbundenen Symptomen, ebenso Lern- und Konzentrationsproblemen, schlechter Schrift u.v.m.
Die Funktion der Muskeln kann man am besten Beispiel eine Schwingtür erläutern: haben beide Federn die gleiche Stärke,

kann die Tür nach beiden Richtungen bewegt werden, und sie kommt immer wieder in der Mitte zum Stehen (Gleichgewicht). Ist eine der beiden Federn stärker, wird die Tür auf der Seite der stärkeren Feder zum Stehen kommen (aus dem Gleichgewicht). Die schwächere Feder auf der anderen Seite ist nicht in der Lage, den erforderlichen Gegenzug zu leisten, um die Tür in die Mitte zu bringen.

Goodhearts fundamentale Entdeckung war, daß nicht der verkrampfte Muskel entspannt, sondern der schwache Gegenspieler aktiviert werden muß, um ein Gleichgewicht und somit Schmerzlinderung und Schmerzfreiheit zu erreichen. Immer wenn Goodheart sich in seinen Behandlungen von dieser Erkenntnis leiten ließ, waren seine Heilerfolge andauernd. Sie lösten verständlicherweise große Zufriedenheit bei den Patienten aus, er selbst als Therapeut wurde durch seine Arbeit beflügelt und zu weiteren Forschungen motiviert.

Diese Art der Untersuchung (Muskeltesten, um die Funktion eines Muskels zu prüfen) nannte Goodheart »Applied Kinesiology« – »Angewandte Kinesiologie«. Die Kinesiologie war anfangs chiropraktisches Handwerk. Es bekam später als sogenanntes »Muskeltesten« völlig neue Dimensionen.

Goodheart veröffentlichte seine Arbeit erstmals 1964 in einem Buch über das Muskeltesten. Von Anfang an stellte Goodheart seine Entdeckungen Schritt für Schritt einem interessierten Publikum – bestehend aus Chiropraktikern, Osteopathen und anderen interessierten Fachgruppen – vor. Es bildete sich eine kleine Gruppe um ihn, David Walther, John F. Thie und Sheldon Deal (um nur einige zu nennen) trugen später wesentlich zum Fortschritt der Kinesiologie bei.

Frank Chapman entdeckte in den zwanziger Jahren das neurolymphatische Reflexsystem. Charles Owen und H. R. Small forschten weiter und veröffentlichten diese Arbeit als *Endocrine interpretation of Chapman's Reflexes.* Die Autoren erklären darin die Reflexe aus Störungen im endokrinen System. Goodheart griff diese Arbeit auf und brachte erstmals die Reflexe mit speziellen Muskeln in Verbindung. 1966 veröffentlichte er diese Erkenntnisse als neurolymphatische Reflexzonen mit den dazugehörigen Muskeln.

Um 1930 entdeckte Terence Bennett, ein Chiropraktiker in Kalifornien, erstmals die neurovaskulären Reflexpunkte. Die Berührung dieser Punkte beeinflußt die Blutversorgung der einzelnen Organe. Bennett wies das nach, indem er die neurovaskulären Punkte hielt und gleichzeitig durch ein Fluoroskop die Reaktion im Körperinneren beobachtete. Diese Versuche waren ein wichtiger Beitrag zur Gesundheitspflege. Dabei setzte sich Bennett immer wieder radioaktiven Strahlen aus. Dies wird allgemein als Ursache für seinen frühen Tod angenommen.

Goodheart stellte fest, daß ein Muskel, der einen schwachen Tonus hat, gestärkt wird, wenn ein neurovaskulärer (Bennett-) Reflexpunkt berührt wird. Goodhearts weitere Erkenntnis und Forschung bestand darin, daß er den neurovaskulären Reflexpunkten spezifische Muskeln zuordnen konnte. Die Ergebnisse seiner Arbeit veröffentlichte er im Jahre 1967. Einige Jahre später erbrachte er mit Hilfe des »Biofeedback-Thermo-Monitors« den Beweis für die Wirkung dieser Reflexpunkte. Goodheart untersuchte seine Patienten und korrigierte bewegungseingeschränkte Muskeln mit den bereits erwähnten

neurolymphatischen und neurovaskulären Reflexpunkten. Schnelle und für alle sichtbare Veränderungen konnten in der Struktur des Körpers sofort festgestellt werden.
1969 legte Goodheart den Grundstein für die Arbeit an den Schädelknochen. Der Schädel besteht aus vielen verschiedenen Knochenplatten, die frei beweglich miteinander verbunden sein sollten. Unser Schädel ist nicht so hart, wie wir das immer annehmen. Die Schädelplatten werden durch die Atmung bewegt und erzeugen so einen Pumpeffekt, der die Rückenmarksflüssigkeit in der Wirbelsäule hinauf bis zur harten Hirnhaut pumpt.
1970 ordnete Goodheart den aus der chinesischen Medizin bekannten Akupunkturmeridianen bestimmte Muskeln zu. Er benutzte zum erstenmal bestimmte Akupunkturpunkte, um Muskeln anzuregen oder zu beruhigen.
1974 entstand durch Goodheart die sogenannte »Therapielokalisation« (TL). TL bedeutet, daß am Körper zu testende Stellen vom Patienten selber berührt werden. Bis dahin wurden Testergebnisse ermittelt, indem der Tester selbst Zonen am Körper des Patienten berührte. Goodheart stellte erweiterte Testmöglichkeiten zum Auffinden von Imbalancen fest, wenn dieselben Zonen vom Patienten berührt wurden.
1976 entwickelte Goodheart die Arbeit am Kiefergelenk, um funktionelle Störungen zu balancieren. Durch das Kiefergelenk laufen viele Nerven zum Gehirn. Durch die Bewegung des Kiefergelenkes werden ganzkörperliche Effekte ausgelöst. Ist das Kiefergelenk in seiner Funktion beeinträchtigt, sind viele andere energetische, elektromagnetische und nervliche Prozesse im Körper ebenfalls nicht im Gleichgewicht.
1977 wurde die Akupunkturarbeit in der Angewandten Kinesiologie von ihm erheblich erweitert und vertieft.

Zusammenfassung: Die Kinesiologie ging aus der erweiterten Chiropraktik hervor. In den zwanziger Jahren wurden die neurolymphatischen (Chapman-)Reflexpunkte durch die Arbeit von Charles Owen und H. R. Small definiert. In den dreißiger Jahren wurden die neurovaskulären Reflexpunkte durch Terence Bennett in ihrer Wirkungsweise erforscht und bewiesen. Anfang der sechziger Jahre entwickelte Dr. George Goodheart ein neues Konzept des Muskeltestens und der Balance, das er Angewandte Kinesiologie nannte. 1973 veröffentlichte Dr. John F. Thie sein Buch *Touch for Health (Gesund durch Berühren)* als »die Angewandte Kinesiologie für den Laien«. Aus diesen Grundlagen entwickelten sich alle anderen Arten der Kinesiologie.

Die Basis: Die Angewandte Kinesiologie (AK)

Es ist fast schon Tradition: Neue Erkenntnisse, die nicht der herkömmlichen wissenschaftlichen Auffassung zuzuordnen sind, haben es schwer, sich zu etablieren. Aus diesem Grund achtete Goodheart von Anfang an darauf, seine Arbeit klar zu definieren. Er legte großen Wert auf einen sehr hohen Standard in seinen Lehren, in der Forschung, Ausbildung und Anwendung der Angewandten Kinesiologie (AK). Die AK hat diesen Standard bis heute bewahrt.

Derzeit gibt es in Europa nur drei sogenannte »Diplomaten«; so heißen die Lehrer, die AK unterrichten dürfen. Die Ausbildung dauert einige Jahre, die Prüfung vor dem International College of Applied Kinesiology ist in mehreren Teilen zu bestehen, ehe man als »Diplomat der AK« tätig werden darf.

All die großen Kinesiologen haben eines gemeinsam: Sie sind unermüdliche Forscher und von Forschungsdrang und Wis-

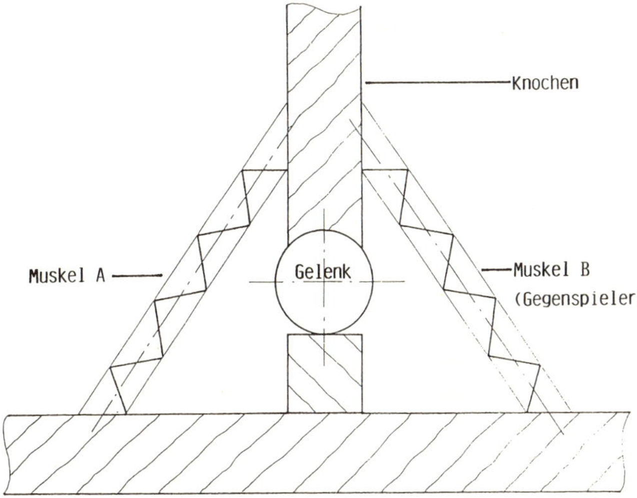

Zeichnung 6 a: Balance – die Muskelgruppen arbeiten harmonisch

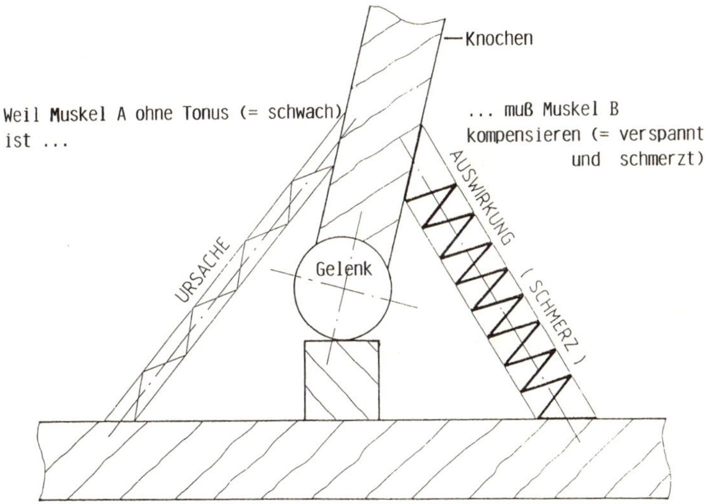

Zeichnung 6 b: Imbalance – Funktionsstörung in den Muskelgruppen

sensdurst durchdrungen. Wer sie erlebt hat und arbeiten sah, kann dies sicherlich bestätigen. Durch ihren unermüdlichen Forschungsgeist war es ihnen möglich, Techniken zu entwickeln, die herkömmlichen Methoden unzugänglich waren. Als Goodheart 1964 seine Vorträge auf chiropraktischen Kongressen hielt, war die Fachwelt begeistert und skeptisch zugleich. Kommentare von damals (z. B. »Beim Hinsehen ist alles so leicht, aber wenn ich das selber machen soll, habe ich Schwierigkeiten mit dem Verstehen«, oder die Teilnehmer seufzten: »Wie soll ich das bloß alles in meiner Praxis anwenden?«) sind auch heute nach knapp dreißig Jahren immer noch die gleichen. Beide, die Skeptiker und die Anhänger, haben jedoch eines gemeinsam: Sie kommen jedes Jahr immer wieder zu den Kongressen und sind interessiert, wie es weitergeht und was es Neues gibt.
Jene Menschen, die sich die Techniken aneignen, merken sehr schnell, wie leicht und einfach sie in der Praxis einzusetzen sind. Hier erkennen wir, daß die *Praxis* die große Rolle in der Kinesiologie spielt und nicht die Theorie.
Dr. John F. Thie, ebenfalls Chiropraktiker, traf Goodheart das erstemal im Jahr 1965. Er assistierte ihm anschließend bei weiteren Vorträgen, und es entstand daraus eine tiefe Freundschaft. Thie half, ein Konzept zu entwickeln, das man klinischem Personal zur Verfügung stellen konnte. Dieses wurde in der klinischen Gesundheitsvorsorge als unterstützende Maßnahme verwendet.
Ein Problem war (und ist es heute noch), das vielschichtige Material in Sequenzen zu zerteilen und so zu unterrichten, daß es hinterher ein Ganzes ergibt. Thie ermutigte Goodheart zur Gründung einer Studiengruppe. Sie bestand anfangs aus jenen Menschen, die Vorträge für ihn organisierten.

Das erste Treffen der sogenannten »Goodheart study group leaders« war in Detroit, Michigan, im Sommer 1973. Mitglied dieser Gruppe zu sein bedeutete, von Goodheart persönlich zu lernen, mit ihm gemeinsam zu studieren und neue Entwicklungen durchzusprechen. Daraus entstanden gemeinsame Schriften für die neuen Methoden.
Das zweite Treffen endete damit, daß 1975 das »International College of Applied Kinesiology« (ICAK) gegründet wurde. Die Mitglieder dieser Gesellschaft lehrten bereits zu dieser Zeit die Angewandte Kinesiologie und legten ihre ganze Arbeit in die Forschung – zur Förderung dieser Lehre.
1974 gründete Thie in Absprache mit Goodheart die »Touch for Health Foundation« in Pasadena, Kalifornien. Zu Beginn war diese Foundation ein Teil des ICAK, 1975 wurde sie eine eigenständige Organisation. Trotzdem waren diese beiden Gesellschaften vom Geist her miteinander verbunden. Zwei wesentliche Aspekte unterscheiden sie jedoch noch heute: Die »Touch for Health Foundation« ist eine Vereinigung von interessierten Fachleuten und Laien. Das »International College of Applied Kinesiology« spricht in erster Linie mit Fachleuten und Profis.

TEIL II

Die Arten der Kinesiologie

Die in diesem Buch beschriebenen Arten der Kinesiologie sind die wichtigsten. Darüber hinaus gibt es noch einige mehr, und ständig entwickelt sich Neues. Wir erheben keinen Anspruch auf Vollständigkeit! Die Absicht ist, eine Beschreibung der Hauptzweige zu geben und zu erklären, wo und wie wir diese Wissenschaft einsetzen können. Denn viele Menschen reden bereits über Kinesiologie, nur wenige kennen sich tatsächlich aus.

Angewandte Kinesiologie (AK)

Die Angewandte Kinesiologie wurde, wie wir in den vorigen Kapiteln gelesen haben, von Dr. George Goodheart entwickelt. Das Basiskonzept der AK ist ein Dreieck, das auch von verschiedenen anderen Kinesiologiearten übernommen wurde.
Das Dreieck (siehe Zeichnung 7) wird aus dem strukturellen, emotionalen und chemischen Bereich gebildet. Die AK geht davon aus, daß ein Mensch gesund ist, wenn alle drei Bereiche gleichmäßig ausgeprägt sind. Tritt ein gesundheitliches Problem (Imbalance) auf, so wird es diesen drei Bereichen zugeordnet und in der Behandlung (Balance) berücksichtigt.

Der strukturelle Bereich ist die Basis des gleichseitigen Dreiecks und umfaßt die Arbeit, die von Osteopathen, Chiropraktikern, Zahnärzten und der wissenschaftlichen Medizin geleistet wird. Alle strukturellen Unausgewogenheiten, die generell mit Muskel-, Knochen- oder Sehnenproblemen zu tun haben, werden diesem Bereich zugeordnet.

Der emotionale Bereich, die zweite Seite des Dreiecks, beinhaltet die Psychologie. Wenn dieser Bereich bei einem Patienten angezeigt ist, geht die AK von emotionalen Ursachen der Imbalance aus. Im emotionalen Bereich kommen auch z. B. die Bach-Blüten zur Anwendung.

Der chemische Bereich ist die dritte Seite. Ihr wird die Allopathie (Heilverfahren mit den Krankheiten entgegengesetzten Mitteln) zugeordnet. Die Ernährungswissenschaft und die Homöopathie (Heilverfahren mit den Krankheiten ähnlichen Mitteln) sind ebenso hier zu finden. Behandlungen in diesem Bereich schließen Änderungen in der Ernährung und Diäten sowie die Einnahme von Zusatzstoffen (Vitamine, Mineralien, Spurenelemente) ein.

Zeichnung 7: Das Dreieck der Gesundheit

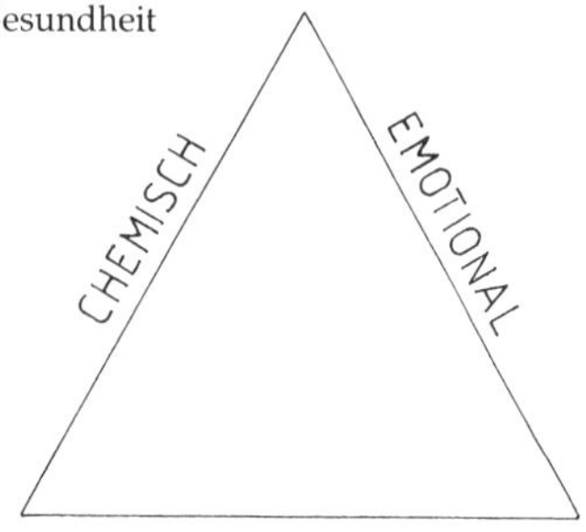

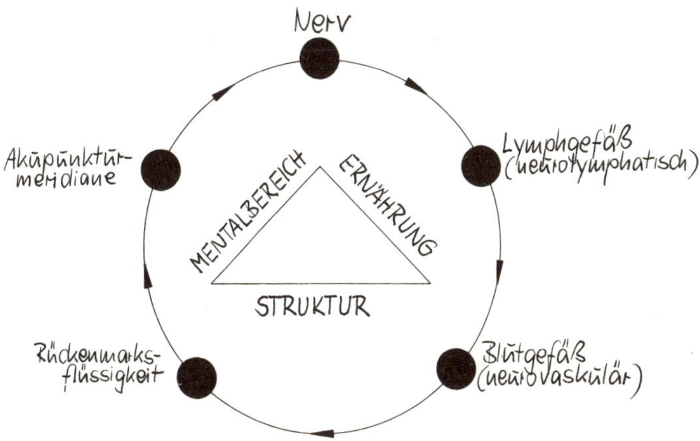

Zeichnung 8: Das Dreieck der Gesundheit in der AK

Das Dreieck der Gesundheit ist das »Emblem« der Angewandten Kinesiologie. Nach diesem Modell wird in der AK gearbeitet. Im Dreieck der Gesundheit ist das ganzheitliche Konzept der Kinesiologie vertreten: Bei Imbalancen finden wir heraus, in welchem der drei Bereiche das Problem liegt und wo wir mit der Balance beginnen müssen.

Um das Dreieck befindet sich ein Kreis (siehe Zeichnung 8) mit fünf Punkten, die in den drei Ebenen des Dreiecks wirksam werden: Ein Nerv korrespondiert mit einem Lymphgefäß. Das ist die Arbeit im neurolymphatischen Bereich. Das Lymphgefäß korrespondiert mit einem Blutgefäß – Arbeit im neurovaskulären Bereich. Das Blutgefäß korrespondiert mit der Rückenmarksflüssigkeit (CSF = *cerebro-spinal fluid* [zerebrospinaler Liquor, Gehirn-Rückenmark-Flüssigkeit]), und diese mit einer Akupunkturmeridian-Verbindung. Diese Akupunkturmeridian-Verbindung wiederum korrespondiert mit einem Nerv. Der Kreis schließt sich, denn der Nerv ist wieder mit einem Lymphgefäß verbunden.

In der Kinesiologie wurde zum erstenmal die Vorstellung von einem ganzheitlichen Konzept in die Praxis umgesetzt. Die Schar um Goodheart waren Menschen aus verschiedenen Bereichen. Daher war die Kinesiologie von Anfang an eine vielseitige, in verschiedene Fachbereiche übergreifende Disziplin. Mit der Gründung des ICAK wurde auch gleichzeitig eine aufwendige und umfassende Forschungsabteilung errichtet. Von den Mitgliedern aus den unterschiedlichen Berufssparten kamen auch Anregungen für weitere Forschungsgebiete. Machte jemand Entdeckungen, die nicht in seinen Bereich fielen, forschten sofort die entsprechenden Fachleute an dieser Stelle weiter. So wuchsen die verschiedenen Methoden mit den Erfordernissen.

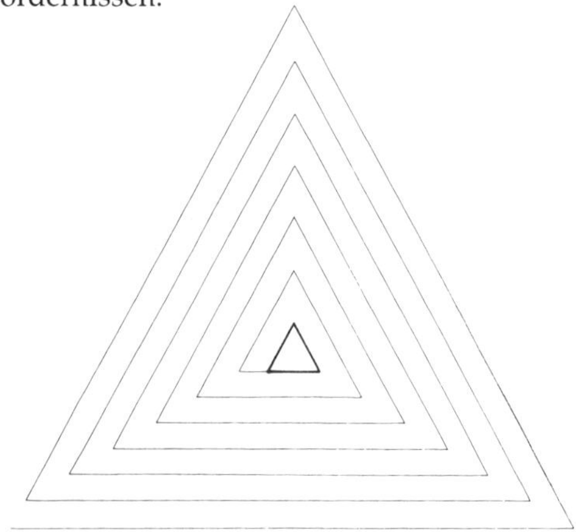

Zeichnung 9: Das ideale Wachstum des Dreiecks: Die Aufgabe in der AK ist es, alle Seiten des Dreiecks so zu balancieren, daß es gleichseitig wird; wenn wir mit allen drei Faktoren gleichmäßig arbeiten, unterstützen wir das holistische (ganzheitliche) Konzept und entwickeln uns selbst in allen Bereichen gleichmäßig

Alle Methoden, die in der AK zur Anwendung kommen, wurden in der Forschungsabteilung entwickelt oder überprüft. Wenn sich eine Methode als sinnvoll erweist, wird sie weltweit an Hunderte von ausgesuchten ICAK-Mitgliedern weitergeleitet. Diese arbeiten ein Jahr lang mit der Methode und teilen nach dieser Zeit ihre Ergebnisse der Zentrale mit. Wenn die Resultate ein übereinstimmendes Bild ergeben, wird diese Methode von der AK übernommen und offiziell vorgestellt. So trifft man auch in anderen Kinesiologiearten auf Balancemethoden der AK.

In Amerika gibt es ausschließlich private Versicherungen, eine vom Staat verordnete Krankenversicherung existiert nicht. Dies hat natürlich einen großen Vorteil: Wenn ein Mensch seine ärztliche Behandlung aus eigener Tasche bezahlen muß, geht er natürlich dorthin, wo ihm schnell und wirksam geholfen wird. Dies ist ein Grund, warum die Kinesiologie in Amerika trotz aller Anfeindungen und Skepsis eine raschere Verbreitung erfahren hat als in Europa.

In unseren Breiten bezahlen die Krankenkassen die von ihnen genehmigten Methoden. Menschen generell und Patienten im besonderen haben die Angewohnheit, zuerst alles auszuschöpfen, was »kostenlos« ist. Wenn eine Therapie nicht den gewünschten Erfolg bringt (weil unter anderem auch die Mitarbeit des Betroffenen fehlt), macht sich der Patient weniger Gedanken, denn seine eigene Geldbörse wird nicht belastet.

Touch for Health (TfH)

John F. Thie war beseelt von der Idee, die Angewandte Kinesiologie mehr der breiten Öffentlichkeit nahezubringen. Er suchte nach einer Form, die auch im kleinsten Kreis anwendbar ist. Aus dieser Intention entwickelte Thie das »Touch for Health« und machte die Kinesiologie einem breiteren Publikum zugänglich. Sein Buch *Touch for Health – Gesund durch Berühren* wurde 1973 veröffentlicht. In Zwei-bis-Vier-Tageskursen wurde Kinesiologie gelehrt. Das Ziel war, Gesundheitsvorsorge im Familienkreis betreiben zu können.

Die »Touch for Health Foundation« wurde gegründet, Ende der siebziger Jahre kam diese Methode durch Brian Butler nach England, kurze Zeit später nach Holland. Der Weg ging weiter über Findhorn (ein spirituelles Zentrum in Schottland) nach Berlin und Freiburg.

Vier »Pioniere« gründeten damals das Institut für Angewandte Kinesiologie in Freiburg. Zu einer Zeit, als niemand dieser »merkwürdigen Methode« eine Zukunft gab, ließen sie sich nicht beirren und sorgten für die Verbreitung der Kinesiologie. Ihre Standhaftigkeit gab ihnen recht! Sie sind heute *das* Zentrum Deutschlands bzw. des deutschsprachigen Raums. Sie übersetzen die englischen Bücher und laden international angesehene Kinesiologen zu Vorträgen und Kursen ein.

In den letzten Jahren wurden auch in vielen anderen Ländern Europas Zentren gegründet. Das Buch *Touch for Health* wurde sogar ins Polnische übersetzt und fand dort große Beachtung.

Die Methode von Touch for Health: Allen Kinesiologiearten ist der Muskeltest (siehe das gleichnamige Kapitel in Teil I) gemeinsam. Im TfH gibt es vierzehn Hauptmuskeln, die den zwölf plus zwei Meridianen aus der chinesischen Akupunktur zugeordnet sind. Mit TfH können wir eine schnelle Bestandsaufnahme der Meridianenergie machen. Da spezifische Muskeln (z. B. Quadrizeps-Dünndarm-Meridian, Subscapularis-Herz-Meridian, Rückenstrecker-Blasen-Meridian usw.) mit den verschiedenen Akupunkturmeridianen in Zusammenhang stehen, brauchen wir sie nur zu testen, um ein Bild von der Energie des Körpers zu erhalten. Jedem Muskel sind bestimmte Reflexzonen zugeordnet, die wir wie folgt stimulieren können:

1. Massage der neurolymphatischen Reflexzonen auf dem Körper,
2. Berühren der neurovaskulären Punkte auf dem Kopf,
3. Nachstreichen und Massieren des dazugehörigen Meridians,
4. Anregen oder Beruhigen des Muskels über bestimmte Akupunkturpunkte.

Wenn ein Muskeln schwach testet, kann die Effizienz einer Behandlung sofort festgestellt werden, indem der entsprechende Muskel danach wieder getestet wird. Ist sein Tonus nun stark, wurde gleichzeitig die Energie des Meridians in Fluß gebracht.

Eine energetische Unausgewogenheit im Meridiansystem kann lange Zeit (von uns nicht bemerkt) bestehen, ehe sich der Körper mit sicht- und fühlbaren Symptomen meldet. Mit einer TfH-Balance begegnen wir diesen Unausgewogenheiten im Vorfeld. Auf diese Art und Weise ist es uns durch gegenseitiges Testen und Balancieren möglich, immer wieder selbst etwas für die eigene Gesundheitsvorsorge zu tun.

Touch for Health ist das »kleine Einmaleins der Kinesiologie«. Hier lernen wir Grundsätzliches über die energetischen Ab-

läufe in unserem Körper und wie wir sie unterstützen können. Darüber hinaus erhalten wir ein tieferes Bewußtsein zu den inneren Vorgängen.
Die vollständige Ausbildung erstreckt sich über drei (Wochenend)kurse. Wer danach den Touch-for-Health-Instructor-Lehrgang besucht, kann diese Methode in eigenen Kursen unterrichten.

Klinische Kinesiologie

Allen Beardall, der Gründer der Klinischen Kinesiologie, entwickelte die sogenannten »Fingermodi«. Sie dienen dazu, sofort und blitzschnell herauszufinden, in welchem Bereich eine Imbalance vorliegt. Die Anwendung der Fingermodi ist in der kinesiologischen Arbeit so hilfreich, daß sie von allen Kinesiologiearten übernommen wurde. Die Modi zeigen uns, mit welchen Methoden die effektivsten Ergebnisse zu erreichen sind.
Ich will die vier Hauptbereiche des sogenannten »Handcomputers« darstellen, um dem Leser einen kleinen Einblick in ein mittlerweile riesig gewordenes Netz zu geben (siehe Zeichnung 10).
Wenn wir uns an das Dreieck der Gesundheit erinnern, wissen wir, daß es drei Bereiche gibt, in die alle Disziplinen eingeteilt werden können (struktureller, emotionaler und chemischer Bereich). Wenn nun eine Imbalance vorliegt, können wir mittels der Beardallschen Fingermodi herausfinden, in welchem Bereich gearbeitet werden muß, um den Fehler zu beheben. Dazu legt der Getestete den Daumen und Zeigefinger zusammen, danach wird getestet. Drei weitere Bereiche folgen –

Daumen auf den Mittelfinger, Daumen auf den Ringfinger und zuletzt Daumen auf den kleinen Finger. Jede Fingerposition wird getestet. In jedem Bereich, in dem der Indikatormuskel reagiert, muß eine Korrektur stattfinden. Es wird so lange balanciert, bis kein Fingermodus mehr den Indikatormuskel verändert.

Die vier Finger des »Handcomputers« (siehe auch Zeichnung 10) sind folgenden Gebieten zugeordnet:

- Zeigefinger: struktureller Bereich
- Mittelfinger: körperchemischer Bereich, auch »persönliche Ökologie« genannt,
- Ringfinger: emotionaler Streßabbau,
- kleiner Finger: elektromagnetischer, auch Akupunkturbereich genannt.

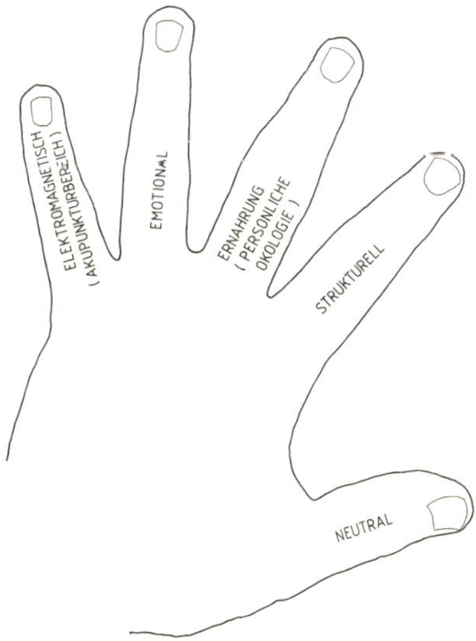

Zeichnung 10: Der »Handcomputer« in der Kinesiologie

Allen Beardall verfeinerte im Laufe der Zeit seine Arbeit immer mehr. Es entstanden Hunderte solcher Fingermodi. Mit ihrer Hilfe ist es recht einfach festzustellen, wo sich im Körper eine Imbalance befindet, welche Ursache dafür verantwortlich ist und wie man sie beheben kann.
Durch diese Fingermodi wurde es möglich, Prioritäten zu testen. Es wird in Sektionen getestet, und der Praktiker spart auf diese Weise viel Zeit, um an den Kernpunkt einer Sache heranzukommen.

Behaviorale (Verhaltens)kinesiologie

Dieser Bereich wurde von Dr. John Diamond, einem Psychologen, entwickelt. Es gibt unzählige Einflüsse von außen, die unsere Körperenergien beeinträchtigen. Täglich sind wir Symbolen, Bildern, Farben, Tönen etc. ausgesetzt, die schwächende oder stärkende Wirkung auf uns ausüben.

Ein Beispiel: Zur bestandenen Prüfung meiner Massageausbildung schenkte mir mein Freund ein Poster mit einer für meine damalige Wahrnehmung lustigen Karikatur. Ein Masseur bearbeitet den Rücken seines Klienten mit einer derartig groben Massage, daß sich die Haut über den Rücken hinaufschob und an der Stirn in tausend Falten legte. Die Wirbelsäule lag frei, die Bänder rissen ab, und Knochen zeigten sich. Als ich das Bild das erstemal sah, konnte ich herzhaft darüber lachen. Ich fand es so toll, daß ich es rahmte und in meinen Arbeitsraum hängte. Auch anderen Leuten gefiel das Poster. Nachdem ich mit der Kinesiologieausbildung begann, wurden mir im Laufe der Zeit viele Dinge bewußt. So auch bezüglich dieses Posters. Ich betrachtete eines Tages die Karikatur mit anderen Augen und merkte plötzlich, daß es eigentlich überhaupt nicht lustig war und in keiner Weise aufbauend. Im Gegenteil! Der Muskeltest zeigte, daß das Energiesystem meines Körpers beim Anschauen dieses Bildes schwach wurde. Ich testete es auch noch an einigen anderen Menschen, und kein einziger konnte bei diesem Anblick seinen Arm in der Ausgangsstellung halten. Also zog ich die Konsequenz und nahm das Bild ab. Als mein Blick Tage später auf die leere Wand fiel, ging spürbar ein tiefes Durchatmen durch meinen Körper. Auffallend für mich war auch, daß ich bei der Arbeit mit anderen nicht mehr wie vorher müde wurde.

Diamonds Arbeit wurde durch das Buch *Der Körper lügt nicht* bekannt. Darin beschreibt er die Einflüsse von außen, ihre Auswirkung auf das Verhalten des Menschen und was wir dagegen tun können.
In dem Buch *Die heilende Kraft der Emotionen* ordnet Diamond jedem Akupunkturmeridian verschiedene Emotionen zu. Wenn ein Meridian aus der Balance ist, leben wir entsprechende Gefühle. Oft sind wir auch darin gefangen. Diamond zeigt, wie wir durch die positiven Gedanken die Lebensenergie erhöhen und dadurch das Akupunktursystem ausgleichen können.
Ebenso können wir unsere Gesundheit durch Musik beeinflussen. Die zu diesem Thema einschlägige Literatur ist besonders Musikern und Musikliebhabern zu empfehlen.

Hyperton-X (HT-X)

Frank Mahony, der Entwickler dieser Methode definiert HT-X selbst folgendermaßen: »HT-X ist eine Kombination aus Touch for Health, Propriorezeptiver neuromuskulärer Unterstützung und Frank Mahony.« Mahony ist der Gründer von HT-X und arbeitete Ende der siebziger Jahre mit Paul Dennison (Edu-Kinesthetik) zusammen. Die Technik ermöglichte Kindern, die Fähigkeit des Lernens zu verbessern. Frank sah seine Arbeit in erster Linie im muskulären Bereich. Er entwickelte sehr gute Programme für die Körperarbeit (Hyperton-X und Fuß-Sensoren), unterrichtet mittlerweile hauptsächlich in Europa und arbeitet mit Sportlern und Athleten. Immer wieder bekommt Frank sehr gute Rückmeldungen von Trainern, die mit HT-X die sportlichen Leistungen ihrer Mannschaften und der einzelnen Sportler enorm verbessern konnten.

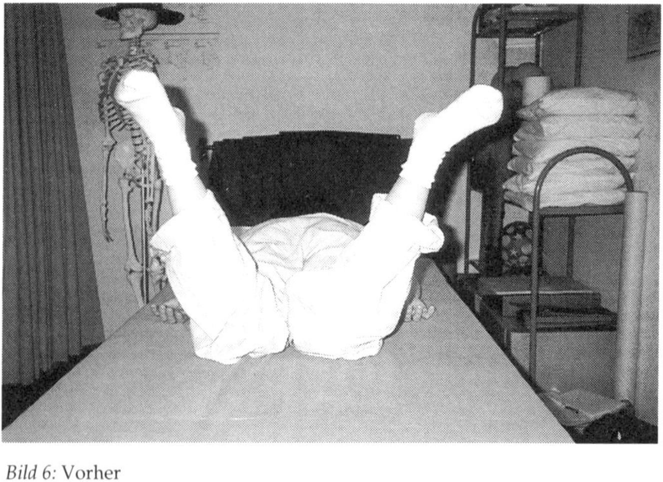

Bild 6: Vorher

Frank stellte fest, daß ein hypertoner (verspannter) Muskel eine Verwirrung im zentralen Nervensystem erzeugt. Dadurch wird die Fähigkeit des Gehirns zur sofortigen Verarbeitung von sensorischen Informationen besonders eingeschränkt. Zu sensorischen Informationen gehören unter anderem Gelesenes, Geschriebenes, verbale Ausdrücke, Berührungen und Bewegungen.
Bildlich könnte man sich das so vorstellen: Während der Fernseher läuft, nimmt der Nachbar seinen Staubsauger in Betrieb. Ist das Gerät nicht entstört, entsteht dadurch eine elektrische Konfusion im Stromnetz. Bild und Ton werden erheblich verzerrt. Einen Muskel aus seinem hypertonen Zustand zu befreien wäre mit dem Ausschalten des Staubsaugers

Nach einer HT-X-Balance ist die Bewegung erheblich verbessert, weil die Beinmuskeln »entspannt« wurden; zwischen dem »Vorher« (Bild 6) und dem »Nachher« (Bild 7) liegen zwei Minuten.

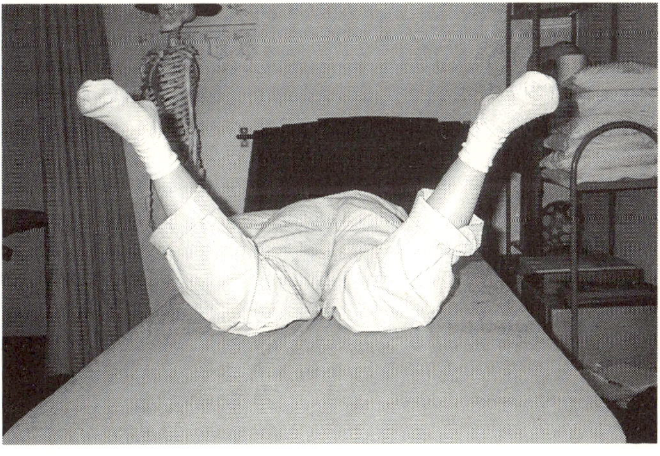

Bild 7: Nachher

gleichzusetzen. Die Störung verschwindet, und das Gehirn kann die Informationen augenblicklich klar verarbeiten. Die Erhöhung der körperlichen Leistungsfähigkeit ist ein zusätzlicher Effekt.

HT-X ist eine leicht erlernbare Methode zum Entspannen der gesamten Körpermuskulatur. Über den Muskeltest finden wir den hypertonen Muskel: Ein Muskel wird in einer gedehnten Position fixiert. Wird der Indikatormuskel nun schwach, haben wir einen hypertonen Muskel gefunden, der jetzt durch isometrischen Gegendruck entspannt wird. Dadurch wird er aus seinem hypertonen Zustand befreit. Die Korrekturen sind bemerkenswert einfach, die Ergebnisse tiefgreifend. Sie treten meist unmittelbar nach der Korrektur sicht- und spürbar auf. Durch die Praxis konnte Frank feststellen, daß auch die Balance der Emotionen eine wesentliche Rolle spielt. Wenn Menschen an vergangene, emotionsreiche Situationen denken, verspannen sich gleichzeitig ganz bestimmte Muskeln. Wenn wir sie nun immer wieder mit HT-X entspannen, wird die Erinnerung an die damalige Situation ebenfalls neutralisiert. (»Erinnerungen neutralisieren« heißt nicht, daß wir Erlebnisse ungeschehen machen. Die emotionale Ladung allerdings, die oft nach Jahren noch auf dem Erlebnis lastet, kann balanciert werden.) Aus diesem Grund berücksichtigt Frank Mahony in seiner Arbeit mehr und mehr den psychologischen, mentalen und emotionalen Aspekt.

Three in One Concept

Dieses Konzept von Gordon Stokes, Daniel Whiteside und Candace Callaway bedeutet frei übersetzt: »Drei entwickeln eine Methode.« Three in One arbeitet in erster Linie an der Auflösung von Lernbehinderungen. Mit Lernbehinderungen ist hier nicht nur der schulische Bereich gemeint, sondern auch ihre Auswirkungen im Leben nach unserer Schulzeit.
Gordon Stokes, heute Präsident von Three in One, war mehr als zehn Jahre lang National Training Director der »Touch for Health Foundation«. Er entwickelte das Verhaltensbarometer. Damit läßt sich sehr leicht feststellen, welche emotionalen Muster bei spezifischen Lernbehinderungen vorliegen.
Die Entwicklung der sogenannten Altersrückversetzung brachte alle bisherigen Balanceformen einen entscheidenden Schritt weiter. Gordon Stokes ist der Meinung, daß eine Balance in der Gegenwart nicht von Dauer sein kann, wenn nicht gleichzeitig die emotionale Ladung im »Eintritts-Alter« neutralisiert wird. Denn das Heute zeigt uns nur die Auswirkung, die Ursache dafür bleibt jedoch in den meisten Fällen verschüttet.
Durch die Altersrückversetzung finden wir heraus, wann wir sie durch ein Ereignis oder eine Information selbst blockiert haben. (»Wann haben wir uns entschieden, daß wir lernbehindert sind, daß wir ›dumm‹ sind und nicht lernen können?«) Oft wissen wir das selbst nicht mehr, trotzdem hat das Geschehen von damals heute immer noch Einfluß auf uns. Jahrzehnte später werden wir von einer Krankheit »überrascht«. Überrascht deshalb, weil wir den Vorfall von damals in keiner Weise mit der heutigen Krankheit in Zusammenhang bringen.
Die Arbeit mit Three in One umfaßt viele Gebiete, die stufen-

weise unterrichtet werden. Der Einstieg ist Tools of the Trade. In diesem Kurs werden die Teilnehmer mit dem »Werkzeug« (das sind der Muskeltest, der Muskelfunktionskreis, der Klartest, das Verhaltensbarometer und der emotionale Streßabbau) für diese Arbeit vertraut gemacht.
Diese Werkzeuge bringen wir im One-Brain-Kurs zur Anwendung. One Brain stellt die Basis dar und bringt uns neue Einsichten in die Problematik und Lösung von Lernbehinderungen.
Hier erfahren wir, daß Legasthenie nicht eine Störung, sondern eine neurologische Funktion (!) ist. Den Kursteilnehmern wird spätestens nach der zweiten Stunde des Vortrages über Gehirnfunktionen klar, daß wir in Wahrheit *alle* legasthenische »Störungen« haben. Denn jeder von uns mußte während seines Wachstums gegen eine Mauer von überwältigendem Streß ankämpfen. In dieser Situation haben wir uns entschieden, uns gegenüber einem bestimmten Bereich des Lernens blind zu stellen. Mit dem Austritt aus der Schule haben wir diese »Traumata« jedoch nicht aufgehoben. Aus dem Grund sind wir auch noch heute in manchen Bereichen unseres Lebens eingeschränkt.
One Brain hilft uns, Entscheidungen zu treffen, die die Auswirkungen der Vergangenheit verändern, mit dem Ziel, eine Zukunft zu schaffen, die wir tatsächlich haben wollen.

Dazu ein Beispiel: Warum schreibt ein Kind immer wieder falsch von der Tafel ab? Eine alltägliche Situation ist, daß ein Elternteil vor seinem Kind steht und aus irgendeinem Grund mit ihm schimpft. Das Kind hat die Augen nach oben gerichtet, es muß zum Erwachsenen hinaufschauen. Im Kind entsteht Streß aus dreierlei möglichen Gründen – Angst, Schmerz

oder Angst vor Schmerz. Gehirnneuronen verschmelzen mit diesem Streß und speichern das Erlebnis im Hinterhirn.
Die Situation ist in der Regel rasch ausgestanden, Elternteil und Kind sind wieder miteinander versöhnt – doch das Erlebnis bleibt gespeichert, es schlummert irgendwo im Gehirn.
Das Kind kommt zur Schule und muß natürlich auch von der Tafel abschreiben. In dem Moment, in dem es die Augen nach oben hebt, holt sich das Gehirn alles hervor, was es in seinem Erinnerungsbereich mit »Augen nach oben« findet. Jetzt wird auch die oben beschriebene Situation wieder aktiv. Die Angst, der Schmerz oder die Angst vor dem Schmerz von damals hemmen im diesem Fall die Konzentration von heute.
Je öfter solche intensiven Erlebnisse sind, während wir die Augen z. B. nach oben gerichtet haben, desto stärker beeinflussen sie uns in späteren Situationen, in denen wir wieder diese Blickrichtung einnehmen. Dieser Vorgang ist uns selbst nicht bewußt, trotzdem findet er statt und beeinflußt unser Energiesystem ganz wesentlich. In unserem beschriebenen Fall zeigt es sich an einer kleinen Lernschwäche, nämlich Abschreibfehler von der Tafel.
Doch man braucht diese Schwäche nicht hinzunehmen, man kann etwas dagegen tun:

1. Durch den Muskeltest rufen wir solche Erinnerungen auf und stellen die emotionale Ladung darauf fest.
2. Durch verschiedene Balancemöglichkeiten aus dem Three in One Concept werden die Neuronen von diesem Streß gelöst.
3. Das Ergebnis der Balance ist, daß zwar die Erinnerung an die Situation vorhanden ist, jedoch keine emotionale La-

dung mehr darauf liegt. Für unser Beispiel bedeutet das, daß die Energie des Körpers beim Nach-oben-Sehen nicht mehr abschaltet und das Kind nun konzentriert (und daher fehlerfrei) lernen kann.

Das Three in One Concept umfaßt neun Ausbildungsstufen. Darauf aufbauend, wird das sogenannte Facilitator-Training angeboten. Die Teilnahme daran berechtigt uns, einzelne Kurse aus diesem Programm selbst zu unterrichten.
Gordon Stokes erweitert und verfeinert seine Arbeit immer wieder durch ständige Forschung. Sie nimmt in der Kinesiologie einen zentralen Stellenwert ein. Wer eine fundierte Ausbildung als Kinesiologe absolvieren will, sollte sich intensiv mit dem Three in One Concept beschäftigen.

Edu-Kinesthetik (Edu-K)

Dr. Paul E. Dennison ist der Gründer der Edu-Kinesthetik. Das Wort kommt vom lateinischen *educare*, das bedeutet wörtlich »herausziehen« oder »herausholen«. Kinesiologie setzt sich aus den griechischen Wörtern *kínesis* (= »Bewegung«) und *lógos* (= »Lehre, Wort«) zusammen. Dennison übersetzt es mit *study of movement*, die Lehre der Bewegung.
Wir haben für Edu-K die Übersetzung »ausbildende Bewegung« gewählt. Bei Edu-K geht es darum, in unser ureigenes Bewegungsmuster zurückzufinden, das uns am besten leben läßt und unsere Energie optimal zum Ausdruck bringt. Edu-K ermöglicht, durch bestimmte Bewegungen unser verstecktes Lernpotential hervorzubringen.
Dennison weiß aus eigener persönlicher Erfahrung, wie schwierig es sein kann, wenn man im Lernen und in seinem

Lernbewußtsein eingeschränkt ist. Er schrieb seine Doktorarbeit im pädagogischen Bereich. Sein eigenes Leiden zeigte ihm, wie beschwerlich der Lebensweg sein kann, wenn das Lernpotential nicht eingesetzt werden kann. Seine Biographie führte ihn zur Entwicklung der Edu-Kinesthetik. Aus dieser Lehre konnte Dennison für sich selbst sehr großen Nutzen ziehen. Heute zeugt er davon, wie wir durch richtige Bewegung unsere Lernfähigkeit fördern können.

Die Geschichte der Edu-Kinesthetik

Das große Thema Dennisons ist die Pädagogik. 1969 eröffnete er sein erstes Lerncenter, um Kinder beim Lesen zu unterstützen. 1971 entwickelte er die Arbeiten von zwei Schulpsychologen (Dorman und Delacato) weiter. Diese hatten festgestellt, daß es bei Lernproblemen immer Schwierigkeiten in der Mittellinie des Gehirns gibt. Durch Schwierigkeiten, die Körpermittellinie zu überqueren, entstehen oft unerwünschte Auswirkungen beim Schreiben oder Lesen. Dorman und Delcado entwickelten die Übung des Cross Crawl (CC), das Überkreuzbewegen (siehe Bild 8): Abwechselnd werden rechter Arm zum linken Bein und linker Arm zum rechten Bein geführt. Diese Bewegung, öfter wiederholt, verbessert die Lernfähigkeit.
An vielen Schulen wurde morgens täglich ein paar Minuten lang Cross Crawl geturnt. Nach einiger Zeit stellte man fest, daß sich tatsächlich Veränderungen einstellten: Schlechte Schüler wurden plötzlich besser, aber gute Schüler ließen in ihrer Leistung nach. Aus diesem Grunde wurde die Cross-Crawl-Verordnung wieder gestrichen. Die Idee des Überkreuzbewegens war allerdings unwiderruflich geboren.

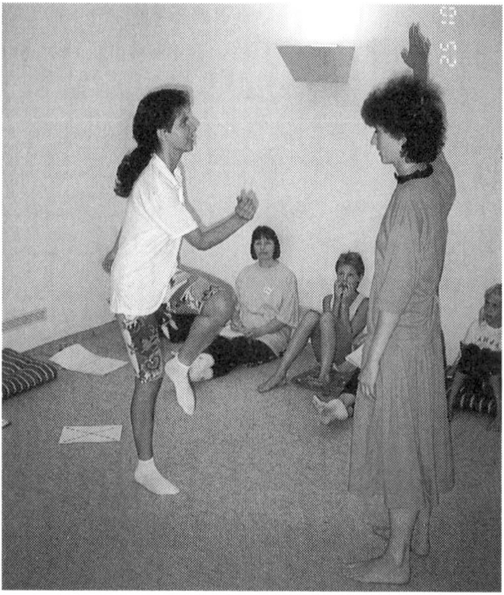

Bild 8: Cross Crawl – während die Bewegung gemacht wird, sehen die Augen nach oben, um die entsprechende Gehirnhälfte zusätzlich zu aktivieren

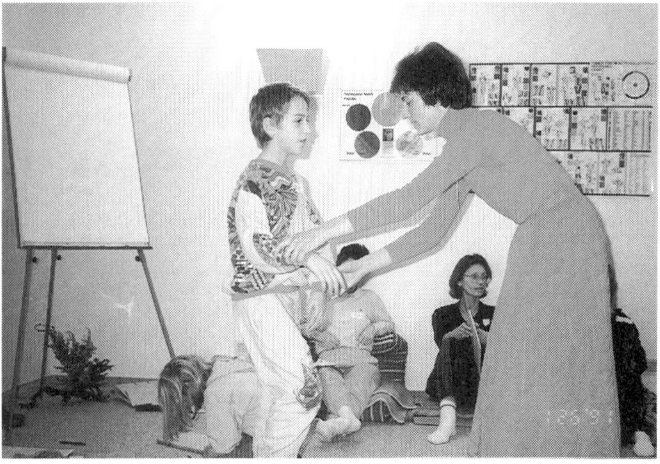

Bild 9: Es ist nicht für jeden Menschen selbstverständlich, sich über Kreuz zu bewegen; manche brauchen etwas Unterstützung

Dennison griff diese Entdeckung auf und entwickelte das Repatterning, die »Bahnung der Seitigkeiten«. Sie ist auch heute noch das Kernstück der Edu-Kinesthetik.
Durch den Muskeltest stellte Dr. Dennison fest, daß CC die intuitive Gehirnhälfte aktiviert. Sie befindet sich bei den meisten Menschen auf der rechten Seite und steuert die linke Körperhälfte. (Diese Tatsache erklärt auch, warum ein Teil der Schüler plötzlich einen Leistungsabfall verzeichneten. Schließlich brauchen wir zum streßfreien Lernen beide Gehirnhälften!)
Wie wird nun die analytische Gehirnhälfte aktiviert? Folgerichtig durch die homolaterale (einseitige) Bewegung. Bei Homolateral Crawl (HC) wird abwechselnd der rechte Arm zum rechten Bein und der linke Arm zum linken Bein bewegt. Außerdem entdeckte Dennison, daß während der Cross-Crawl und Homolateral-Bewegung eine bestimmte Blickrichtung der Augen notwendig ist. Denn die Bewegung der Augen aktiviert ganz gezielte Bereiche im Gehirn.
Mit Repatterning, der Bahnung der Seitigkeiten nach Dennison, haben wir die beste Übung zur Integration unserer beiden Gehirn- und Körperhälften. Gleichzeitig wird die Fähigkeit trainiert, Erinnerungen und Informationen aus unserem Hinterhirn in den vorderen Bereich des Gehirns zu bewegen. Denn erst hier wird der klare Ausdruck von Gedanken ermöglicht.

Nicht jeder Mensch kann ohne Vorbereitung alles tun! Dennison entdeckte, daß wir für bestimmte Bewegungen »eingeschaltet« sein müssen. Dieses Phänomen ist im Sport als »Aufwärmen« bestens bekannt.
Wir stellen durch das Einschalten sicher, daß der Körper die

Energie auch tatsächlich nutzen kann, die er zur Durchführung von Übungen braucht. Denn nur durch streßfreie Bewegung können die Energiesysteme wie Augen, Ohren und Gehirnhälften aktiviert und koordiniert werden. (Wie wir uns »einschalten« können, ist im Kapitel »Die Übungen« in Teil III beschrieben.)

Auch Dennison ist durch seine Arbeit gewachsen. Wenn er über Sehen und Verbesserung der Sehfähigkeit spricht, dann spricht er aus persönlicher Erfahrung. Ich lernte ihn 1983 mit dicken Brillengläsern kennen. Zum damaligen Zeitpunkt hatte er sich aber bereits von – 20 Dioptrien auf – 14 emporgearbeitet. Heute liegt seine Sehstärke bei –2,5.

Er begann 1976 mit verschiedenen Körpertherapien, mit Bewegungstraining und Dauerlauf. 1978 konnte er mit Dr. Richard Tyler in Lese- und Sprachzentren genaue Studien darüber machen, wie Bewegung das Lernen unterstützt. Techniken aus der Angewandten Kinesiologie halfen ihm dabei. Alle diese Erfahrungen erarbeitete Dennison an sich selbst in konsequenter Weise – und sein persönlicher Heilungserfolg gibt im recht.

1979 wandte sich Dennison mehr dem Touch for Health zu und forschte mit der Cross-Crawl-Idee weiter. Bei seinen Studenten demonstrierte er anhand des Muskeltests die Wirkung der Übungen auf Augen, Ohren und die Gehirnhälften. 1982 stellte er »Repatterning« – die Bahnung der Seitigkeiten – vor. Diese Übung ist *die* Übung in der Edu-Kinesthetik.

1983 hielt Dennison Kurse über die Edu-Kinesthetik zum erstenmal überhaupt in Europa. Kursort war Berlin. 1987 gründete er die Edu-K-Foundation. Das erste »Brain-Gym-Teacher-Praktikum« fand statt.

Brain Gym – Die Anwendung der Edu-K für Pädagogen. Brain Gym ist bestens geeignet für all jene Personen, die mit Kindern in Gruppen oder individuell arbeiten. Die Brain-Gym-Übungen helfen, das volle Lernpotential eines Menschen zu entwickeln.

Paul Dennisons Buch *Befreite Bahnen* gibt einen informativen Einblick in die Edu-Kinesthetik. Die Bücher *EK für Kinder* und *Brain Gym* beschreiben die Wirkung und Anwendung von Edu-K-Übungen im Detail (siehe Literaturnachweis).

Das Ziel von Edu-K ist die Koordination von Augen, Ohren, Körper- und Gehirnhälften. So können wir Freude an unserem Leben haben, weil wir keine Probleme mehr mit einzelnen Bewegungen unseres Körpers bzw. der Koordination aller Bewegungen haben. Damit wird Potential frei, das wir für andere Dinge, die wir tun wollen, einsetzen können.

Koordination – Was ist das?

Koordination vollzieht sich in mehreren Stufen. Auf der ersten Stufe lernen wir, daß zwei Augen, zwei Ohren, zwei Gehirn- und zwei Körperhälften miteinander synchron laufen sollen. Die physische Funktion der genannten Energiesysteme (Sehen, Hören, Denken und Bewegen) sollen wir nicht nur in Ruhezeiten zur Verfügung haben. Besonders dann, wenn wir unter Streß stehen, ist die Koordination dieser Bereiche gefragt. Doch meistens steht uns zu diesem Zeitpunkt nur ein Teil der Energiesysteme zur Verfügung, und wir können uns daher nur einseitig ausdrücken.

Sinnigerweise ist es uns nicht möglich, die Koordination der Augen, Ohren, Gehirn- und Körperhälften durch eine bewußte Entscheidung herbeizuführen. Der Wille allein reicht dazu

nicht aus. Dennison fand heraus, daß bestimmte Übungen die Koordination all dieser Fähigkeiten bewirken.
Verschiedene Formen von Streß und Anspannung im täglichen Leben beeinträchtigen die Koordination der Energiesysteme stark. Oft beginnt dies schon am Morgen, kurz nach dem Aufstehen: Frühstück machen, pünktlich fertig werden, bereits die Gedanken an Schule, Studium oder an den Arbeitsplatz lösen zumeist schon Streß aus.
Wenn wir uns angewöhnen, morgens gleich nach dem Aufstehen durch bestimmte Übungen unsere Energien einzuschalten, können wir beruhigt den Aktivitäten des Tages entgegensehen. Unser energetisches Potential wartet nur darauf, täglich aufs neue erweckt zu werden. Edu-K zeigt uns, wie das geht.

Was hat Edu-K allen anderen Kinesiologiearten voraus?

In der Edu-K werden bestimmte Übungen gemacht, die unseren Bewegungssinn koordinieren und die Lernfähigkeit fördern. Die Edu-K lehrt uns, daß Schreiben, Lesen, Vorlesen, Gehen, Stehen, Sprechen und Spielen gar nicht so selbstverständlich sind, wie wir glauben. Wenn wir diese Tätigkeiten einzeln gut durchführen können, gibt es die nächste Stufe – die Kombination. Für viele Menschen ist es nämlich nicht selbstverständlich, zu gehen, dabei zu denken und die Gedanken gar noch auszusprechen.

Ein Beispiel: Bei einem Freund konnte ich das sehr gut beobachten. Während eines Spaziergangs diskutierten wir über ein spezielles Thema. An jenen Punkten, wo besondere Konzentration gefragt war, blieb mein Freund stehen. Das autonome

Gehen funktionierte plötzlich nicht mehr. Der Körper brauchte alle Energien, um den Denkprozeß aufrechtzuerhalten. Erst als er zu Ende gedacht und gesprochen hatte, setzte er sich wieder in Bewegung. – Dieses Beispiel zeigt uns nur einen von vielen Bereichen, in dem die Edu-Kinesthetik große Dienste leisten kann.

I-ASK – International Association of Specialized Kinesiologists

Aus den bereits beschriebenen Kinesiologiearten entwickelten viele Praktiker ihre persönliche Art, die Kinesiologie in ihrem Arbeits- und Lebensbereich einzusetzen. Daraus entstand die Internationale Gesellschaft für spezialisierte Kinesiologen – I-ASK. Wenn Praktiker neue Kinesiologiearten entwickeln, unterstützt I-ASK auf Wunsch die Verbreitung. Dazu überprüft ein Komitee der I-ASK-Gesellschaft, ob diese Methode seriös ist und eine Bereicherung der gesamten Kinesiologie darstellt. Nach einem positiven Bescheid wird die neue Methode in die Empfehlungsliste von I-ASK aufgenommen. Die Beschreibung der in der I-ASK vertretenen Richtungen der Kinesiologie würde den Rahmen dieses Buches sprengen. Trotzdem will ich nicht versäumen, sie zumindest aufzuzählen:

Applied Kinesiology	Goodheart/Deal
Applied Neurogenics	Duree/Barton
Applied Physiologist	Richard Utt
Behavioral Kinesiology	John Diamond
Balancing the Body's Energies	Topping
Basics of Structural Muscular Balancing	Beck/Hart

Biokinesiology	John Barton
Blue Print Series	Verity
Christian Kinesiology	Jim Reid
Clinical Kinesiology	Allen Beardall
Educational Kinesiology	Paul Dennison
Electromagnetic Kinesiology	Nancy Dougherty
Health Kinesiology	Jimmy Scott
Human Ecology Balancing Sciences	Steven Rochlitz
Hyperton-X	Frank Mahony
Integrative Kinesiologie	Sonderegger
Kinesionics	Purk/Khalsa
Kinesiologie Dentaire	Linglet
Communication Kinesiology	Wolontis
Professional Health Provider	Bruce Dewe
Self-Help for Stress and Pain	Barhydt
Stress Release	Wayne Topping
Three in One Concepts	Stokes/Whiteside
Transformational Kinesiology	Fremming/Hausboe
Touch for Health	John Thie

TEIL III

EM-K: Eternal Movement-Kinesiologie zur Selbstheilung

Das Studium vieler verschiedener Lehrtraditionen, die sich mit dem »Heil des Menschen« in seiner Ganzheit beschäftigen, brachte zwei wichtige Erkenntnisse:

1. Die Kinesiologie ist *ein* Aspekt des Ganzen.
2. Kinesiologie ist ein Element *jeder* Lehre.

Ausgehend von der Tatsache, daß es nur *eine* Form der Heilung gibt, nämlich die Selbstheilung, wurde die Eternal Movement-Kinesiologie zur Selbstheilung (EM-K) von Kim da Silva und Do-Ri Rydl entwickelt und ins Leben gerufen (engl. *eternal* = »immerwährend, aus sich selbst erneuernd«, *movement* = »Bewegung«). Die Meridiane im Körper stellen einen endlosen Energiekreislauf (= *movement*) dar. Die Energie fließt immerwährend (= *eternal*) durch den Körper. Doch auch sie muß sich regenerieren und verteilen. Dabei hilft uns EM-K!

Auf der Basis sämtlicher Kinesiologiearten und unter Einbeziehung anderer Lehren und Philosophien entstand im Laufe der Zeit eine völlig neue Dimension der kinesiologischen Anwendung. So wie viele Aspekte ein übersichtlicheres Bild ergeben, unterstützen viele Werkzeuge den guten Handwerker. In der EM-K verbinden wir die verschiedenen Methoden der Kinesiologie, dadurch werden andere Blickpunkte möglich.

Durch EM-K kooperieren wir mit unserem angeborenen autonomen Bewegungssinn. Durch tägliches Üben in energetisch richtiger Weise schalten wir diesen Bewegungssinn immer wieder ein. Das bringt uns gute Gesundheit, klare Gedanken und Kreativität im Leben.

Wir betrachten Bewegung als tägliche hygienische Maßnahme. Wie ich schon ausführlicher erklärte, müssen wir den Körper in seinem Bewegungssinn unterstützen und fördern gleichzeitig seinen Selbstheilungsreflex. Durch den natürlichen Selbstheilungsreflex versucht der Körper immer zu überleben. Egal, was wir mit uns anstellen, egal, was uns passiert, der Körper ist programmiert auf Überleben. Und das sogar »gegen unseren Willen«! Wenn wir über den Bewegungssinn mit unserem Selbstheilungsreflex kooperieren, gehen uns auch viele Dinge leichter von der Hand.

Unser Ziel ist es, durch EM-K ein höheres Energiepotential zu bekommen, um streßfreier und konfrontationsfähiger zu werden. Erst dann können wir unser Leben kreativ gestalten.

Wenn wir wenig Energie haben, sind wir unwillig, Dinge zu verändern. Haben wir noch weniger Energie, beklagen wir unsere Situation. Wir können nicht kreativ sein, um Dinge zu hinterfragen und dadurch zu verändern.

Täglich erleben wir Situationen, die wir bewerten. Das heißt,

wir teilen sie in »schlecht« und »gut« ein. Wenn wir etwas negativ beurteilen, sollte uns immer klar sein, daß wir nur einen Teil von einem Ganzen wahrnehmen.
Die Kreativität hilft uns, nicht mehr ständig auf die oberflächliche negative Information hereinzufallen. Wir behalten Distanz und können in dieser Situation schon die positive Seite des Ganzen erkennen. Positiv und negativ, Yin und Yang – die Polaritäten –, sind untrennbar miteinander verbunden. Erst zusammen ergeben sie ein Ganzes. Das Positive macht das Negative erst möglich, und natürlich wird umgekehrt auch erst durch das Negative das Positive existent.
Wir lernen, in allem, was uns begegnet, den anderen Aspekt zu finden. Dies geht natürlich nur durch ständiges Sich-selbst-Klären und -Hinterfragen. So erhalten wir Informationen, die uns erlauben, uns nicht mehr selbst zu bedauern und zu bemitleiden. Wir alle kennen das Sprichwort »Jeder Mensch ist seines Glückes Schmied«. Es bedeutet, daß in der Regel *wir selbst* entscheiden, ob wir in der »Hölle« oder im »Himmel« leben.

Ein Beispiel: Zwei Männer wohnen im selben Haus nebeneinander. Beide sind verheiratet, haben jeweils zwei Kinder, arbeiten im selben Betrieb in der gleichen Abteilung und haben ein ähnliches Aufgabenfeld.
Der eine ist Optimist. Er pfeift und singt, ist freundlich zu allen und erledigt seine Arbeit mühelos. Er ist nett und höflich zu seinen Vorgesetzten und Kollegen. Der andere ist Pessimist. Er findet alles schlecht, nichts funktioniert bei ihm, und sein morgendlicher Spruch ist: »Was heißt denn ›Guten Morgen‹? Ein Morgen, der mit Arbeit anfängt, kann nicht gut sein.«
Der Pessimist und der Optimist sind zwei Aspekte (Pole) eines

Ganzen. Wir selbst bestimmen normalerweise, welchen Aspekt wir leben wollen. Es liegt ebenfalls an uns, ob wir den anderen Teil der Information erfahren wollen.
Wenn wir im Leben immer nur *einen* Aspekt betrachten, können wir lediglich begrenzt Erfahrungen machen und Informationen herausziehen. In diesem Fall ist falsches Handeln bereits programmiert. Denn mit nur einem Teil der Informationen ist es schwer, richtig zu handeln. Wir werden zum Glücksspieler.

Wenn in unserem Leben vieles schiefläuft, haben wir uns in der Regel zuwenig bemüht, den anderen Teil zu erkennen. Wir haben aus einer Situation zuwenig Erfahrung geschöpft. Dadurch ist auch verständlich, daß selbst hart erarbeitete Neustarts unter Umständen wenig erfolgversprechend sind. Durch Anwendung der erweiterten Information ist die Chance für richtiges Handeln erheblich größer. Wir agieren eigenverantwortlich und haben mehr Mut zum Leben und zum Risiko. Wir können kreativ sein und Änderungen in unserem Leben herbeiführen. Die Übungen aus der EM-K unterstützen uns, die neuen Einsichten auch anzuwenden.

Falls Sie, liebe Leserin und lieber Leser, zu jenen Menschen gehören, die sich (noch) nicht gut bewegen können oder von Übungen im Sinne »energetischer Fitneß« (noch) nichts halten, sollten Sie sich trotzdem mit dem Gedanken an Bewegung anfreunden, denn schließlich bedeutet Bewegung Leben! Dabei sind die Mudras (siehe nächstes Kapitel) eine wertvolle Hilfe. Denn auch sie helfen dem Körper, in die Balance zu kommen und die »Schönheit der täglichen Disziplin« zu leben.

Um einen Einstieg in das regelmäßige Üben zu bekommen, halten wir zu Beginn ein Mudra. Der Vorteil der Mudras liegt darin, daß wir sie nahezu immer und überall anwenden können. Für Übungen jedoch müssen wir uns sowohl zeitlich als auch räumlich einen gewissen Freiraum schaffen. Wenn wir gewöhnt sind, täglich unser Mudra zu üben, schaffen wir leichter den Übergang zu einer kleinen (täglichen) Übungsfolge.

Die Mudras

Das Wort Mudra stammt aus dem Sanskrit und heißt wörtlich »Zeichen, Siegel«. Man versteht darunter im weitesten Sinne eine Körperhaltung bzw. Geste. In der indischen Medizin werden die Fingermodi bzw. Mudras unter anderem dazu verwendet, auf energetischer, physischer und psychischer Basis eine Balance zu erreichen. Die Mudras werden in Indien vom Meister an seine Schüler weitergegeben. Der Schüler verwendet das Mudra, aber nur der Meister weiß genau, was dadurch wirklich geschieht. Auf vielen Heiligenbildern werden Mudras gehalten. Nicht nur bei Buddha ist dies zu beobachten, auch Jesus wendete sie an.

Ich konnte bei Studienaufenthalten in Indien selbst erfahren, wie kraftvoll die Mudras trotz ihrer scheinbaren Einfachheit sein können. Ihre nachhaltige Wirkung faszinierte mich derartig, daß ich sie immer öfter verwendete und eines Tages selbst Fingermodi entwickelte. Auf dem langen Weg dahin erkannte ich immer mehr die Kraft der Methode. Aus dieser Entwicklung ergab sich gleichzeitig die Notwendigkeit, die

Modi in ihrer Anwendungsform auch den westlichen Menschen zugänglich zu machen.
In meinem Buch *Gesundheit in unseren Händen* (Knaur-Tb. 76019) beschrieb ich ausführlicher die Anwendung und Wirkung der Fingermodi. An dieser Stelle will ich zunächst ein Mudra vorstellen, das die meisten Menschen nötig haben: das Mudra für Fingerbeweglichkeit.

Das Mudra zur Fingerbeweglichkeit

Es ist ganz wichtig, daß unsere Finger generell beweglicher werden. Aus der Sicht der chinesischen Medizin sind unsere Hände ein Indikator für unsere Lebenskraft. Wir können diese Lebenskraft erhöhen, indem wir mit unseren Händen in energetisch sinnvoller Weise arbeiten. Wer eine schwache Kondition hat, der kann einen klaren und festen Händedruck nur vortäuschen. Wir bilden uns ein, Kraft in den Händen zu haben, doch oft ist sie nicht gleichmäßig verteilt. – Probieren Sie einmal folgendes:

1. Drücken Sie jemandem wirklich fest die Hand, und spüren Sie, wie sich das anfühlt.
2. Nun halten Sie den Modus »Fingerbeweglichkeit« (siehe Bild 10): den Mittel-, Ring- und kleinen Finger rund um den Daumennagel legen. Mit beiden Händen diese Fingerstellung mindestens 4 Minuten halten und danach die Finger wieder öffnen.
3. Drücken Sie jetzt der gleichen Person wieder fest die Hand. Spüren Sie einen Unterschied? Sie werden jetzt wahrscheinlich feststellen, daß jeder einzelne Finger gleichmäßig stark zudrückt.

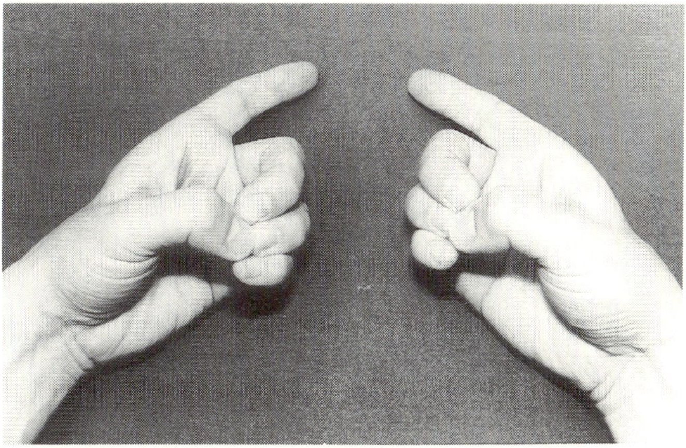

Bild 10: Das Mudra zur Fingerbeweglichkeit

Damit diese Mudra unsere Lebenskraft tatsächlich stärken kann, ist es notwendig, die Finger mindestens fünfmal täglich 4 Minuten in der beschriebenen Stellung zu halten. Der Abstand dazwischen sollte mindestens 20 Minuten betragen. Darüber hinaus können wir den Modus »Fingerbeweglichkeit« natürlich immer dann anwenden, wenn wir unsere Hände gerade nicht für eine andere Tätigkeit brauchen.

Die Übungen

Wir haben bereits vielfach über die Wichtigkeit von Übungen gesprochen. Sie ermöglichen dem Körper, sich gesund zu erhalten. Doch um welche Übungen geht es hier eigentlich?

Jane Fonda und Arnold Schwarzenegger bringen durch ihre Übungen ganze Nationen in Bewegung. Oder sind womöglich die isometrischen Übungen am Morgen im Rundfunk gemeint? Unumstritten ist Bewegung besser als keine Bewegung. Doch wo liegt der Unterschied zwischen den Übungen, die wir aus dem Turnen in der Schule oder aus der Gymnastikstunde im Fernsehen her kennen, und jenen Übungen, die wir in der Kinesiologie verwenden?

Der Unterschied ist, daß die Übungen der ersten Gruppe den Körper meistens eine Menge Energie kosten. (Denken wir doch an die vielen Sportverletzungen, die sich Menschen in ihrer Freizeit zuziehen.) *Die kinesiologischen Übungen hingegen unterstützen unsere Energie!* Die »Schädlichkeit« der kinesiologischen Übungen kann sich nur darin zeigen, daß wir diese Übungen nicht machen ... Denn damit verzichten wir auf den zusätzlichen Energieschub, die Balance und die Unterstützung unseres Bewegungs- und Selbstheilungsreflexes. In unserer Praxis erleben wir immer wieder, daß die Heilungszeiten bei Knochenbrüchen und Sportverletzungen erheblich verkürzt werden, wenn der Körper währenddessen durch kinesiologische Balance und Übungen unterstützt wird.

Manchmal kommt es vor, daß wir nach einer speziellen Übungsfolge ein bißchen Muskelkater haben, aber sonst gibt es keine Erscheinungen im Sinne von Verletzungen und ähnlichem.

Wenn wir uns also bewegen wollen und auch bereit sind, Zeit dafür aufzubringen, dann sollten wir doch solche Übungen machen, die unsere Energien stärken! Immer wieder treffe ich Menschen, die meinen, je »fertiger« sie einen Turnsaal oder Sportplatz verließen, um so mehr hätten sie für sich getan. Weit gefehlt!

Die Vorteile der kinesiologischen Übungen

Die kinesiologischen Übungen haben im Vergleich zu vielen anderen Übungen bzw. Therapieformen erhebliche Vorteile, was den äußeren Aufwand betrifft:

- Wir brauchen keine spezielle Kleidung.
- Wir haben keine »Wegzeit«, denn wir benötigen keinen Turnsaal und auch keinen Sportplatz.
- Wir brauchen keinen Partner oder Trainer, denn wir üben mit uns selbst.

Das einzige, was wir brauchen, ist ein bißchen Platz und ein bißchen Zeit. Die sparen wir allein schon durch die Dinge, die wir zum kinesiologischen Üben nicht brauchen: Wir müssen uns nicht »herrichten«, und aus dem Haus müssen wir auch nicht. In dieser gesparten Zeit haben wir bereits eine oder zwei Übungsfolgen geturnt.

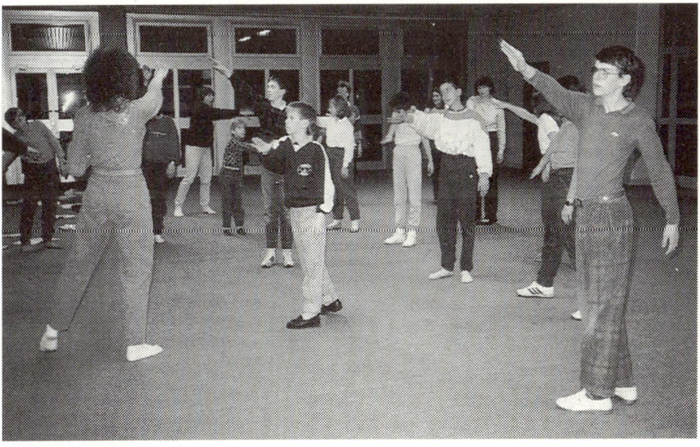

Bild 11: Kinder malen »Augen-Achten« in die Luft, um beim Schreiben und Lesen konzentrierter zu sein

Die Schönheit der täglichen Disziplin entdecken: »Energetische Zentrierung« und »Nilpferd«

Damit Sie, liebe Leser, schon jetzt die »Schönheit der täglichen Disziplin« erfahren können, beschreibe ich nun eine kleine, aber trotzdem sehr effektvolle Übungsfolge:

1. Mudra zur energetischen Zentrierung.
2. Das Nilpferd.

Bevor wir mit einer motorischen Bewegung beginnen, müssen wir den Körper dafür »einschalten«. Mit dem »Mudra zur energetischen Zentrierung« aktivieren wir die Energie, die der Körper zum Turnen des »Nilpferdes« braucht.

Das Mudra zur energetischen Zentrierung
Beschreibung: Wir legen Daumen- und Ringfingerspitze zusammen und den Zeigefinger auf das erste Daumengelenk. Diese Fingerstellung wird mit beiden Händen gehalten.

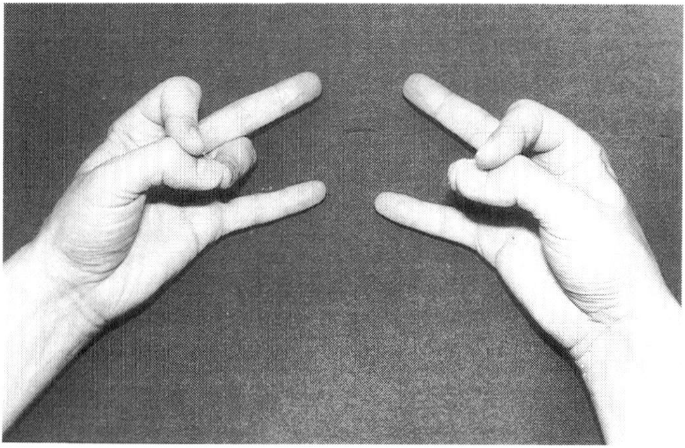

Bild 12: Das Mudra zur energetischen Zentrierung

Haltezeit: 3 Minuten lang, zwei- bis viermal täglich (danach das »Nilpferd« turnen!). Wird *nur* dieses Mudra gemacht, sollte es auf jeden Fall 3 Minuten lang mindestens sechsmal täglich mit 2 Minuten Mindestabstand gehalten werden.

Das Nilpferd
Beschreibung: Wir stehen, die Beine stehen hüftbreit auseinander, die Füße zeigen gerade nach vorn, und die Knie sind leicht gebeugt. Nun schwingen wir die gestreckten Arme abwechselnd kräftig nach vorne und nach hinten. Die Knie bleiben während der gesamten Übung in gebeugter Stellung, allerdings sollten wir auf keinen Fall federn (siehe Bild 13 und 14).
Wirkung: Das »Nilpferd« aktiviert die Atmung und unterstützt den Atemreflex. Es stärkt die Augen- und Ohren-Energie, integriert die beiden Gehirnhälften und stärkt die Wirbelsäule. Die Schmerzstabilität wird verbessert, die Bein- und Beckenenergie stabilisiert, aber auch die Sehnen werden gestärkt. (Der Körper speichert Kraft in den Sehnen und nicht, wie allgemein angenommen, in den Muskeln!)
Diese Übung ist besonders geeignet, wenn wir uns schlapp fühlen und / oder morgens nur schwer aus dem Bett kommen. Selbst wenn wir noch so schlecht »drauf sind«: Mit den Armen wedeln können wir immer. Probieren Sie die spürbar aktivierende Wirkung der Übung selbst, indem Sie das »Nilpferd« einfach einmal ausprobieren.
Anzahl: Zur allgemeinen Fitneß machen wir das »Nilpferd« je hundertmal zwei- bis dreimal täglich. Die Bewegung sollte dynamisch sein – das heißt, das Ziel ist, einen Durchgang von je hundertmal innerhalb von zwei Minuten durchzuführen.
Wenn wir die beschriebenen Wirkungen der Übung noch erheblich verstärken wollen, sollten wir das »Nilpferd« je

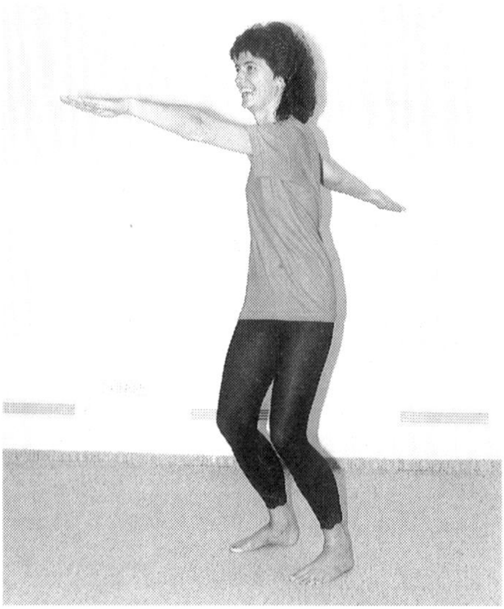

Bild 13: Das »Nilpferd« – eine einfache, jedoch wirkungsvolle Übung

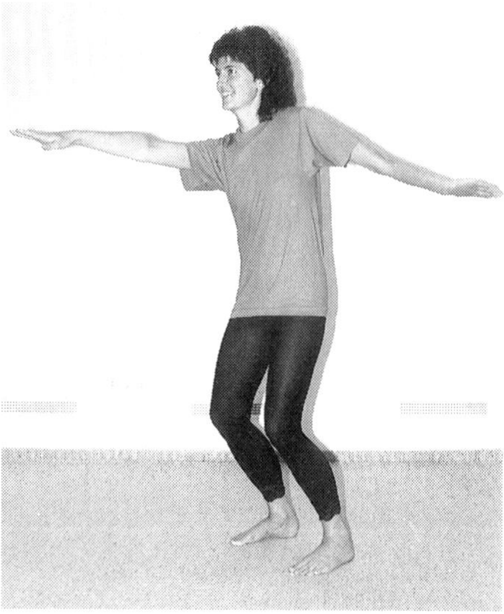

Bild 14: Beim »Nilpferd« sollten wir auf keinen Fall federn

300mal (rechts und links) pro Durchgang und mindestens dreimal täglich turnen. Der Mindestabstand zwischen den einzelnen Übungsfolgen sind vier Minuten.

Nun sollte Sie nichts mehr davon abhalten, diese kleine Übungsfolge über mehrere Wochen hindurch täglich zu turnen. Die Theorie allein gibt uns zwar einen informativen Einblick, doch dem Menschen bleibt die wunderbare Wirkung verborgen, wenn er sich nicht bewegt.

Das tägliche Tun und die Ebenen des Wohlbefindens

Es gibt Dinge in unserem Leben, die wir einfach jeden Tag tun. Wir atmen, schlafen, stehen auf, essen, waschen und kleiden uns usw. Daran führt kein Weg vorbei. Wir können zwar die einzelnen Tätigkeiten hinausschieben, um sie letztendlich aber doch wieder tun zu müssen.
Genauso sollte die sogenannte »Übungshygiene« zu einem festen Bestandteil in unserem Leben werden! Wir müssen täglich mit unserem Bewegungssinn kooperieren, damit wir alle Körpersysteme aufrechterhalten. Wir können auch die Übungen hinausschieben, aber wenn die Ebene des Wohlbefindens sinkt, kommen wir an den Punkt, an dem wir auch wieder gerne und freiwillig zu üben beginnen. Deshalb üben wir täglich!
Bei den Ebenen des Wohlbefindens steht auf der untersten Stufe die Krankheit. Der klarste Ausdruck einer Krankheit ist ein klinischer Befund.
Auf der nächsten Stufe haben wir zwar Beschwerden, aber es kann keine Krankheit nachgewiesen werden. Wir haben Schmerzen, und trotzdem findet niemand die Ursache. Das ist

die »psychosomatische Ebene«. Wenn wir uns hier befinden, wissen wir heute nicht, was der Körper morgen an Überraschungen für uns bereithält. Wir können eigentlich nichts planen, denn wenn uns am nächsten Tag z. B. ein Migräneanfall ins Bett zwingt, wird die Einhaltung eines Plans unmöglich.

Danach kommt jener Bereich, wo es uns »so lala« geht. Es tut uns zwar nichts weh, aber so richtig wohl fühlen wir uns auch nicht. Wir begnügen uns damit, schließlich könnte es ja schlimmer sein. Wenn wir mit dieser Stufe einverstanden sind, leben wir gefährlich. Denn wir befinden uns nicht auf einer stabilen Ebene, sie stellt nur einen Übergang dar. Sie dient sozusagen als Pufferzone. Wenn wir hier verweilen und ein Ereignis eintritt, das an unserer Energie zehrt, rutschen wir in die Beschwerden-und-Krankheits-Ebene ab. Sich von dort aus wieder hochzurappeln bedarf einiger Anstrengung. Viele Menschen geben an dieser Stelle auf.

Auf der obersten Stufe geht es uns wirklich sehr gut. Wir fühlen uns von innen heraus wohl, sind voller Tatkraft, kreativ und konfrontationsfähig. Wenn wir auf dieser Stufe auf ein schwächendes Ereignis treffen, verfügen wir über ein Sicherheitsnetz. Dies können wir vergleichen mit Trapezkünstlern im Zirkus. Sie führen die kühnsten Saltos vor, meistens gelingen sie auch. Wenn aber der »Un-Fall« eintritt, fängt sie das Netz auf, und sie verletzen sich nicht.

Wir entscheiden, auf welcher Ebene wir unser Leben verbringen wollen. Wenn wir uns jeden Tag in der richtigen Weise bewegen, erreichen wir im Laufe der Zeit eine höhere Stufe des Wohlbefindens. Wir entdecken damit die »Schönheiten der täglichen Disziplin«, können wirklich *leben* und haben gleichzeitig ein Sicherheitsnetz bzw. eine Pufferzone.

Joggen heißt, sich langsam, aber kontinuierlich eine bestimmte Zeit lang zu bewegen. Dauerlauf und schnelles Laufen haben mit Jogging nichts zu tun. Wenn Menschen zehn Minuten täglich joggen, wird der Kreislauf trainiert, und der Blutdruck kommt in die Balance. Wenn wir dieses Training vier Wochen konsequent durchführen und danach absetzen, hält die Wirkung des Joggens noch drei Wochen an.
Liebe Leserin, lieber Leser, können Sie mir sagen, welches Medikament, das den Kreislauf und Blutdruck stabilisieren soll, nach vierwöchiger Einnahme drei Wochen anhält? Es ist wissenschaftlich erwiesen, daß das Kreislauftraining drei Wochen nachwirkt, und trotzdem wird es immer noch viel zuwenig verordnet!
Sinnvolle Bewegung wird täglich (siebenmal pro Woche) durchgeführt. Einmal pro Woche den Körper eine Dreiviertelstunde oder sogar noch länger durch Dauerlauf quälen bereitet ihm mehr Streß als es ihm nützt.

Wie stärken wir den Körper durch das Laufen?

Es gibt keine Altersbeschränkung für den Beginn eines Bewegungs- oder Lauftrainings. Wir müssen den Körper aber langsam daran gewöhnen. Ob wir mit schnellem Gehen oder Laufen starten und wie lange diese Bewegung durchgeführt werden soll, weiß der Körper am besten. Dies können wir kinesiologisch austesten. Menschen, die an kontinuierliche Bewegung nicht gewöhnt sind, beginnen mit schnellem Gehen zwei Minuten lang. Dies wird im Laufe der nächsten Wochen auf vier und dann auf sechs Minuten gesteigert.

Danach kommt leichter Trimmtrab, aber nicht länger als zwei Minuten. Das Laufen wird über die nächsten Wochen und Monate (!) gesteigert auf maximal zwölf Minuten. Das wichtigste bei diesem Training ist, daß wir es *täglich* durchführen! So wird Laufen zu einer Selbstverständlichkeit.

Die Bahnung für das Laufen

Damit das Laufen den Körper tatsächlich in energetischer Hinsicht stärkt, muß er dafür vorher *gebahnt* werden. Zwei wesentliche Systeme brauchen wir beim Laufen. Zum einen ist es die Atmung, zum anderen die Integration der beiden Gehirnhälften.
Wenn wir uns mehr bewegen, wird auch die Atmung schneller. Dabei ist wichtig, daß die Atmung den Körper nicht streßt. Dies ist z. B. bei Kurzatmigkeit der Fall.
Wenn wir laufen, bewegen wir uns in einem sogenannten Überkreuzmuster. Bewegung streßfrei durchführen zu können setzt voraus, daß die beiden Gehirnhälften miteinander verbunden sind. Kinesiologisch nennen wir diesen Zustand Gehirn-Integration (davon später mehr). Erst wenn die Atmung und die Gehirnhälften eingeschaltet sind, ist Bewegung für den Körper keine Schwierigkeit mehr.

Kims Erfahrungen mit dem Laufen

Ich wurde durch meinen schmerzenden Körper gezwungen, Übungen zu machen. Meine Ärzte rieten mir, es doch einmal mit Bewegung zu versuchen. Doch was ich tun sollte, wußten sie nicht.
Ich befolgte den Rat und begann mit Dauerlauf. Ich wohne in

der Nähe eines Parks und konnte daher in schöner, grüner und ruhiger Umgebung laufen. Was ein Mensch erlebt, der lernt, sich für seine Gesundheit verantwortlich zu fühlen, will ich nachfolgend berichten.
Mein morgendlicher Dauerlauf wurde zum täglichen Spießrutenlauf. Es bedurfte einer ungeheuren Stabilisierung meines Willens, meiner Philosophie und eines angehaltenen Atems, um diesen Horror Tag für Tag aushalten zu können. Möglicherweise wissen Sie, lieber Leser, wovon ich spreche? Ich meine drei Gruppen, die es immer wieder schafften, mich in Streß zu versetzen: an erster Stelle die frühen Spaziergänger, zweitens die Stadtstreicher und drittens die Hunde, die um diese Zeit »Gassi« geführt werden. Die Hunde schnappten nach meinen Beinen, und wehe, wenn ich mir erlaubte, eine verteidigende Geste zu üben! Ihre Besitzer reagierten sofort aggressiv und böse. Die Freunde auf den Parkbänken hatten alles andere als aufmunternde Kommentare für mich. Es bedurfte unendlicher Anstrengung, immer wieder zu starten.
Aber nicht nur im Park sind »nette« Menschen zu finden, die einem die körperliche Ertüchtigung gründlich vermiesen können. Sogar in den eigenen vier Wänden lauern sie!
Meine Freundin sagte zu Beginn: »Ja, fein! Ich laufe mit dir, aber eben ein bißchen langsamer.« Also gut, sie lief eine kleinere Runde, ich eine größere, und danach frühstückten wir zusammen. Das Ganze fand ein paar Tage statt.
Eines Morgens wunderte ich mich, daß meine Freundin schon vor mir aufgestanden war. Als ich ins Wohnzimmer kam, erwartete mich ein reichgedeckter Frühstückstisch, nichts hatte sie dabei vergessen. Sie eröffnete mir stolz: »Ich habe eine wunderbare Idee! Lassen wir doch heute das Laufen sein und frühstücken dafür.« Ich meinte: »Der Kaffee ist nicht fertig. Da

kann ich noch eine Runde laufen, werde danach duschen, und dann sitzen wir gemütlich beim Frühstück, gut?« Daraufhin entgleisten die Gesichtszüge meiner Liebsten, sie meinte: »Du bist ja schon ein Computer! Von deiner Lauferei bist du abhängig. Kannst du denn nicht ein bißchen flexibel sein und einen Tag Pause machen?« Sie schaffte es! Es gab eine endlose Diskussion, und so fiel der Lauf an jenem Morgen aus.
Am nächsten Tag war die Zeit zu knapp für meinen Morgensport, am dritten Tag wußten wir eigentlich gar nicht mehr, daß wir laufen wollten, und nach einer Woche war dieses Projekt gestorben.
Irgendwann, als die Schmerzen in meinem Körper stärker wurden, begann ich wieder ganz still und heimlich das Lauftraining. Ich sagte keinen Ton darüber und habe es einfach durchgeführt.

Eine Geschichte von der EM-K-Erlebniswoche

Die EM-K-Erlebniswoche findet jährlich im Land Salzburg statt. Eine Woche lang werden die Teilnehmer nach kinesiologischen Ernährungsregeln und mit individuellem Übungsprogramm betreut. Ziel ist, durch tägliches, konsequentes Bewegen eine Bahnung für streßfreieres Leben zu Hause zu erreichen. Hier schaffen wir uns die Basis zur Gesundheit, die jeder einzelne zu Hause weiter ausbauen kann.
Ein Teil des Programms ist das morgendliche Kreislauftraining: gleichmäßiges Laufen über eine ausgetestete Zeit. In den ersten zwei Jahren war auch meine, Do-Ris, Großmutter dabei. Sie war damals 72 Jahre alt. Kim testete für Oma ebenfalls die Zeit aus, die sie laufen sollte. Ich war sehr gespannt, denn seit ich meine Oma kenne, sah ich sie kein einziges Mal laufen. Sie

hat Probleme mit den Gelenken und muß ein Mieder tragen. Deshalb trägt sie auch knöchelhohe, orthopädische Schuhe, und manchmal bereitet ihr das Gehen Schmerzen. Und jetzt sollte sie zu laufen beginnen, mit 72 Jahren!
Also gut, Oma machte alle Vorbereitungen zum Laufen mit. Die Übungen mußte sie sich wirklich erarbeiten, aber sie gab nicht auf (siehe Bild 15). Ich glaube auch, daß die Gemeinschaft einer Gruppe ein zusätzlicher Ansporn ist, weiterzumachen, auch wenn's manchmal schwerfällt. Die ersten zwei Tage ging Oma schnell die vorgegebene Zeit. Am dritten Tag wurden es zwei Minuten mehr, und trotzdem schaffte sie es ohne große Mühe.

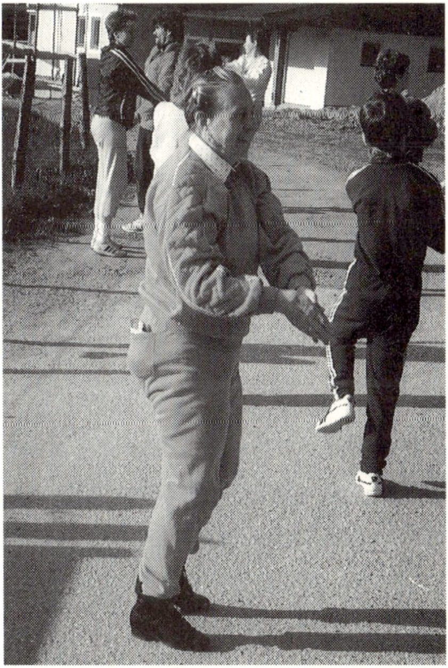

Bild 15: Großmutter bei der Vorbereitung für das Laufen

Oma bekam gut Luft, konnte schlafen (was sie sonst nicht kann), sogar an den für sie stark veränderten Speiseplan gewöhnte sie sich, und am letzten Tag traute ich meinen Augen nicht mehr: Oma trabte im Mittelfeld der Gruppe mit und absolvierte mühelos ihre fünf Minuten. Ihr Kommentar dazu, als ich sie auf ihre Leistung aufmerksam machte, war: »Weit habt ihr's gebracht mit der Alten!«
Der Arzt konnte ihr Blutdruckmedikament absetzen. Unlängst sah ich, daß sie es wieder nimmt – Oma ist seit drei Jahren nicht mehr in Piesendorf dabeigewesen und hat auch das Lauftraining »vergessen«.

Warum ist die Integration der beiden Gehirnhälften so wichtig?

Das menschliche Gehirn besteht – vereinfacht dargestellt – aus zwei Gehirnhälften. Die beiden Gehirnhälften, auch Hemisphären genannt, werden im groben der »Analytik« (bei den meisten Menschen links) und der »Intuition« (rechts) zugeordnet. Diese Zuordnung entspricht ihrer Funktionsweise. Beide Hemisphären sind miteinander durch das sogenannte Corpus callosum – ein Bündel aus Nervenfasern – verbunden.
Die linke Gehirnhälfte steuert die rechte Körperseite, die linke Körperseite wird von der rechten Hemisphäre bewegt und kontrolliert. Eine Gehirn-Integration liegt dann vor, wenn beide Gehirnhälften zur selben Zeit ihr volles Potential zum Einsatz bringen können. Dies zeigt sich z. B. durch harmonische Bewegung beim Gehen oder Laufen, wir fühlen uns wohl, streßfrei und sind guter Dinge.

Analytik	Intuition
Logik	Gestalt
Sprache	Ganzheit
Lesen	Raum
Rechnen	Musik
Schreiben	Geruch
Zählen	Summen
Linear	Symbolik
Zeitabhängigkeit	Zeitlosigkeit
Analyse	Phantasie
Intellekt – Intelligenz	Gefühle
Rationales	Irrationales
Aktivität	Passivität

Tabelle 1: Die Funktionen der beiden Gehirnhälften

Der Kampf-Flucht-Reflex

Diesen Reflex kennen wir aus dem Tierreich. Ein Tier ist in normaler Wildbahn ständig vom Tod bedroht. Es muß also sofort entscheiden können, ob es sich einem Kampf stellt oder ob es flüchten muß. Es geht nicht um eine bewußte Entscheidung, sondern um einen Reflex. (Im Streß richtig zu reagieren heißt nicht, daß wir eine bewußte Entscheidung getroffen haben, sondern wir folgten einem Reflex.)

Der Kampf-Flucht-Reflex muß funktionieren, denn er hat eine wichtige Überlebensfunktion. Eine hohe Stabilität dieses Reflexsystems muß z. B. ein Soldat, ein Leistungs- oder Kampfsportler haben.

Der Kampf-Flucht-Reflex wird in erster Linie über die Streßhormone, die aus den Nebennieren ausgeschüttet werden,

gesteuert. Die Nebennieren sind jedoch oftmals ausgelaugt und schwach, weil Menschen zuviel Süßigkeiten, Alkohol, Kaffee und/oder Zigaretten konsumieren (siehe Kapitel über Allergien am Ende von Teil III).
Daraus entsteht im Laufe der Zeit das sogenannte »Nebennieren-Syndrom«: Der Körper befindet sich durch diese »Stimulantien« ständig in »Alarmbereitschaft«. Wenn ein Mensch nun in eine Situation kommt, in der der Kampf-Flucht-Reflex angezeigt wäre, kann es passieren, daß dieses System ausfällt. Denn die Energiereserven fehlen. Der Mensch reagiert z. B. mit Ohnmacht oder ist durch den Schock regelrecht gelähmt. Damit wir in Notsituationen nicht auf der Strecke bleiben, ist es wichtig, die Nebennieren nicht ständig mit den erwähnten Suchtmitteln zu reizen, sondern unsere Reflexe zu trainieren. So können wir immer öfter in schwierigen Situationen richtig reagieren und finden schnell wieder unsere Balance.

Wie sieht das Kampf-Flucht-Verhalten im Alltag aus?

Wenn unser Energiesystem überlastet wird wie z. B. beim automatischen Streßverhalten, entsteht sofort der Kampf-Flucht-Reflex. Das bedeutet, eine Gehirnhälfte übernimmt die Führung und bringt uns dadurch aus dem »Gefahrenbereich«. Übertrieben gesagt steht uns in diesem Moment unser ganzes Überlebenspotential zur Verfügung.
Ob ein Mensch im Streß durch seine analytische oder intuitive Gehirnhälfte »überlebt«, hängt von seinem persönlichen Lebensmuster ab und tritt beim Kampf-Flucht-Reflex zutage. Zwei Dinge bleiben uns zur Auswahl: kämpfen und sich durchzubeißen oder die Flucht zu ergreifen. Ich will es an einem Beispiel erklären.

Ein Beispiel: Werner und Rainer, zwei Schüler, sind vergnügt und munter. Es geht ihnen gut. Der Lehrer erinnert sie nochmals an die Klassenarbeit, die für den nächsten Tag angesagt ist. Pflichtbewußt beginnen sie am Nachmittag, sich auf diese Prüfung vorzubereiten. Beide merken im Laufe der Zeit, daß sie zu spät mit der Vorbereitung begannen und sie den Lehrstoff eigentlich nicht bewältigen können. Streß entsteht, der Kampf-Flucht-Reflex schaltet sich ein.

Werner wird vom *Kampf-Reflex* ergriffen: Er weiß, daß er noch die Nacht zum Lernen verwenden wird. Er sitzt die halbe Nacht über seinen Büchern, schläft ein paar Stunden und steht zwei Stunden früher als üblich auf, um sich auch noch den Rest des Lehrstoffes anzueignen. Geschafft und übermüdet kommt Werner in der Schule an und schreibt die Klassenarbeit.

Rainer »überlebt« die Situation durch *Fluchtverhalten*: Er lernt zwar, läßt sich jedoch leicht von allem möglichen ablenken und geht abends zu Bett. Er schläft sehr unruhig, wird von Träumen geplagt und wälzt sich von einer Seite zur anderen. Als er am Morgen aufstehen soll, hat er Bauchschmerzen, und die Mutter stellt sogar Fieber fest. Mit Fieber darf er natürlich im Bett bleiben und ist damit auch entschuldigt. Als die Zeit der Klassenarbeit vorüber ist, sind auch Rainers Fieber und Bauchschmerzen verschwunden.

Ein Mensch, der lernte, durch seine *analytische Gehirnhälfte* zu überleben, schaltet bei Streß den Kampf-Reflex ein. Diese Menschen geben ihr möglichstes und vergessen sich dabei meistens selbst. Durch das Kämpfen verlieren sie die Distanz, sind in einer Sache verbissen und werden oft selbst für ihre Umgebung zum Streßfaktor Nummer eins.

Ein Mensch, der durch seine *intuitive Gehirnhälfte* überlebt, lebt unter Streß den Flucht-Reflex. Kaum wird es ein bißchen turbulent im Leben, fühlt er sich überfordert und zieht sich zurück. Permanent kommen Dinge dazwischen, und er findet immer eine logische Erklärung, warum er der momentanen Situation gerade jetzt ausweicht. Im Extremfall neigen Menschen dieser Art zu plötzlichen Krankheiten, die jedoch ebenso plötzlich wieder verschwunden sind (wenn die »Gefahr« vorüber ist).

Der Kampf-Flucht-Reflex ist eine wichtige Einrichtung der Natur. Tiere brauchen ihn, denn in ihrem Dasein geht es tatsächlich um Fressen und Gefressenwerden. Bei uns Menschen läuft dieses Muster auf einer anderen Ebene ab. Wir erhalten in einem Gefahrenmoment durch diesen Reflex zusätzliche Energie, um uns in Sicherheit zu bringen. Mal ehrlich – wie oft geht es denn bei uns wirklich um Leben oder Tod? Trotzdem stehen viele Menschen im andauernden Kampf-Flucht-Reflex. Warum?

Je niedriger unsere Lebenskraft ist, desto »bedrohter« fühlen wir uns. Manchmal genügt schon eine kleine Bemerkung, damit Menschen aus der Haut fahren. Wir sind mit alltäglichen Dingen bereits überlastet, somit bleibt keine Kraft mehr, schwierige Ausnahmesituationen souverän zu meistern.

Es geht nicht darum, daß wir unseren Kampf-Flucht-Reflex ausschalten. Wir können froh sein, ihn zu besitzen! Schließlich hat er uns aus bedrohlichen Situationen herausgeholt und manchmal auch das Leben gerettet. Ziel ist, durch ein hohes Energiepotential die alltäglichen Dinge im Leben mühelos zu meistern. Dies gelingt uns, indem wir möglichst viele Tätigkeiten mit integriertem Gehirn erledigen.

Damit stehen uns die einzelnen Fähigkeiten gleichzeitig zur

Verfügung, und wir haben unzählige Möglichkeiten zur Auswahl. Befinden wir uns im Überlebensreflex, können wir nur noch zwischen Kampf oder Flucht wählen.

Die Vorteile der Gehirn-Integration an einem praktischen Beispiel

Wenn ich auf meinen Vorträgen folgende Geschichte erzähle, sehe ich überall zustimmende Gesichter. Diese zwei Extremfälle verdeutlichen die Problematik, die durch eine fehlende Gehirn-Integration entsteht. Alle Nuancen dazwischen sind natürlich möglich.

Schüler schreiben eine Klassenarbeit in Deutsch. Gefordert wird ein dreiseitiger Aufsatz zu einem von drei bekanntgegebenen Themen. Die Schüler haben 50 Minuten Zeit. Wir beobachten das Verhalten von Martina und Mario.
Martina konnte sich sehr schnell für ein Thema entscheiden. Sie schreibt und schreibt. Die Sätze fließen regelrecht aus ihrer Hand. Als die Zeit um ist, schreibt sie noch rasch einen Schlußsatz und gibt fünf volle Seiten ab. Sie hätte noch viel mitzuteilen gehabt, und es blieb auch keine Zeit mehr, die Arbeit durchzulesen.
Als Martina ihr Heft zurückbekommt, sieht es darin durch die roten Korrekturen des Lehrers wie auf einem Schlachtfeld aus. Sie erhielt eine schlechte Note – jedoch mit der Bemerkung: »Lieb erzählt, leider so viele Fehler!«
Bei Mario liegt der Fall etwas anders! Er konnte sich, obwohl schon einige Zeit verstrichen ist, noch immer nicht für ein Thema entscheiden. Endlich – die Überschrift steht im Heft. Doch jetzt folgt lange nichts. Mario kaut an seinem Füllhalter und schaut in der Gegend herum. Er schreibt plötzlich ein paar

Zeilen, aber genauso schnell weiß er nicht mehr weiter. Er stellt fest, daß er doch nicht das richtige Thema gewählt hat, streicht sein bisheriges Werk und beginnt mit einer neuen Überschrift. Beim Abgeben der Klassenarbeit hatte er mit Mühe und Not eine Seite vollgeschrieben.
Als Mario sein Heft zurückbekommt, hatte er keine roten Korrekturen. Trotzdem erhielt auch er eine schlechte Note – mit der Bemerkung: »Gut gearbeitet, leider das Thema verfehlt!«

Wie kommt es zu diesen Reaktionen? Durch die Anforderungen einer Klassenarbeit entsteht im Körper Streß. Schließlich geht es hier mindestens um Noten. Manchmal hängt sogar der Aufstieg in die nächste Klasse von einer Prüfung ab, aber auch das Streben nach einer guten Leistung kann uns schon Streß bereiten.
Dieser ist in solchen Situationen leicht festzustellen! Weiche Knie, das komische Gefühl im Bauch: »Ach, wenn's doch schon vorüber wäre!«, nasse Hände oder ein völliges Blackout. Wir verstehen plötzlich die Frage nicht mehr. Was wir gestern beim Abfragen noch wußten, steht uns heute bei der Prüfung nicht mehr zur Verfügung – etc.
Kaum ist die Prüfung vorbei, steigt auch das Energiepotential wieder an, denn der Prüfungsstreß ist nicht mehr vorhanden. Damit könnten wir plötzlich alle Fragen beantworten – doch leider ist es zu spät. Der Lehrer kann nur das bewerten, was der Prüfling zu Papier gebracht hat.
Wenn wir unser Beispiel betrachten, wissen wir nun die Ursache für diese beiden Fälle: Martinas intuitive Gehirnhälfte übernahm durch den »Prüfungsstreß« während der Klassenarbeit die Führung und Kontrolle. Die Fähigkeiten daraus sind

unter anderem die Phantasie und das schöne Formulieren von Sätzen. Doch war Martinas Aufsatz voll mit Rechtschreibfehlern. Um diese Fehler selbst zu bemerken und auszubessern, hätte sie das Potential ihrer analytischen Gehirnhälfte zur selben Zeit gebraucht. Denn wie wir bereits wissen, befinden sich dort die Logik, der »Verstand« und das Zeitgefühl.
Bei Mario war es genau umgekehrt. Seine analytische Hemisphäre übernahm die Führung in dieser Situation. Er machte zwar keine Rechtschreibfehler und war pünktlich fertig. Jedoch fiel ihm absolut nichts ein, was er zu seinem gewählten Thema hätte schreiben können. Denn die Phantasie und das Formulieren sind der intuitiven Gehirnhälfte zugeordnet.
Wenn wir in schwierigen Situationen die Gehirn-Integration behalten können, haben wir noch immer ein wenig »Prüfungsangst«. Doch wir werden nicht »ohnmächtig« und können die Situation entsprechend meistern.

Beispiele zum besseren Verstehen

Verschiedene Tätigkeiten können auf unterschiedliche Art und Weise (z. B. dynamisch oder langsam, bedächtig oder hastig, direkt oder umständlich etc.) durchgeführt werden. Das Wie hängt vom Grad der Gehirn-Integration (GHI) ab. Je besser unsere beiden Gehirnhälften zusammenarbeiten, desto leichter und umsichtiger sind wir bei unseren Unternehmungen:

Vorlesen:

1. Analytik: Eintönige Stimme, kann das Gelesene nur kurzfristig wiedergeben.
2. Intuition: Schwungvolleres Vorlesen, weiß jedoch nicht, was er gelesen hat.

3. Gehirn-Integration: Klare und deutliche Stimme, Gelesenes wird verstanden, begriffen und kann mit eigenen Worten fließend gut wiedergegeben werden.

Schreiben:

1. Analytik: Keine Rechtschreibfehler, doch gutes Formulieren fällt schwer.
2. Intuition: Schreibt mit Phantasie und gut formuliert. Übersieht jedoch Rechtschreibfehler.
3. Gehirn-Integration: Erzählung, Form und Schrift sind tadellos, und man ist in der Zeit fertig.

Gehen:

1. Analytik: Militärischer Bewegungsablauf, kommt ohne Umwege zum Ziel, sieht weder links noch rechts.
2. Intuition: Braucht für dieselbe Strecke dreimal länger. Verläuft sich leicht, sieht vieles und läßt sich dadurch ablenken. Kommt daher oft nicht am Ziel an.
3. Gehirn-Integration: Harmonischer Bewegungsablauf, nimmt seine Umgebung wahr und kommt pünktlich ans Ziel.

Denken und Handeln:

1. Analytik: Braucht viele, viele Informationen und Beweise, ehe er den ersten Schritt setzt.
2. Intuition: Hat viele Ideen, führt keine zu Ende oder handelt impulsiv.
3. Gehirn-Integration: Kommt nach kurzem Überlegen zu einer Lösung, plant sein Vorhaben und führt es planmäßig durch.

Autofahren:

1. Analytik: Hetzt die gemäßigten Fahrer, ist selbst vermeintlich der beste Autofahrer, erreicht seinen Zielort ohne Pausen.
2. Intuition: Fährt zu vorsichtig, klebt am Lenkrad, ist überängstlich, »verfährt sich in der eigenen Garage«, genießt die Umgebung und kommt daher viel später ans Ziel.
3. Gehirn-Integration: »Gleitet«, fährt vorausschauend.

Der Umgang mit Kranksein:

1. Analytik: Registriert und ignoriert die Krankheit. Lebt nach dem Motto: »Was mich nicht umbringt, macht mich nur härter.«
2. Intuition: Wehleidig, jammert, ist depressiv, erwartet Hilfe und Mitleid von jedermann und fragt sich: »Warum denn ich?«
3. Gehirn-Integration: Erkennt die Funktion seiner Krankheit, ist während der Therapie ein guter Mitarbeiter und kommt schnell wieder auf die Beine.

Die Organ-Uhr

Ein Tag hat 24 Stunden, wir haben zwölf Meridiane. Jede dieser Energiebahnen hat zwei Stunden pro Tag ihre Maximalzeit. Maximalzeit bedeutet, daß der Meridian zu dieser Zeit am aktivsten ist. Daraus läßt sich unsere innere Uhr herleiten.

Was machen wir mit dieser Information? Wenn unsere Organ-Uhr in der Balance ist, kommen wir gut durch den Tag. Das heißt, daß wir am Tag wirklich wach sind und abends zur entsprechenden Zeit müde werden und gut schlafen können. Ebenso finden wir aber morgens auch leicht aus dem Bett. Es gibt meines Erachtens keine Tag- und Nachtmenschen, sondern nur Menschen mit einer verdrehten Meridian-Uhr. Wir müssen lernen, uns nach unserer inneren Uhr zu richten und nicht gegen unsere Energie zu leben. Damit können wir hervorragend die Energie der Meridiane in Schwung halten.

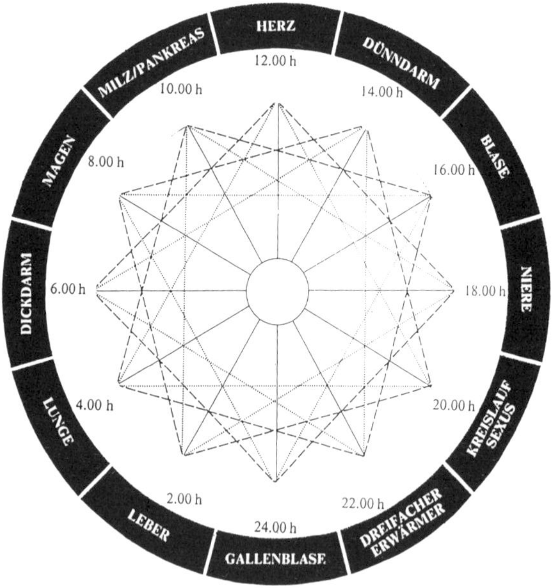

Zeichnung 11: Die Beziehung der Meridiane zueinander durch die Organ-Uhr

Hinweise auf die Existenz der Organ-Uhr finden wir z. B. in folgenden Begebenheiten: Es gibt Menschen, die während des Tages immer zur selben Zeit plötzlich müde werden. Nach einiger Zeit verschwindet dieses Phänomen so schnell, wie es gekommen ist. Andere wachen nachts regelmäßig zur selben

Zeit auf. Wenn z. B. bei alten Menschen die Lebensenergie schwächer wird, wachen sie oftmals alle zwei Stunden auf. Also immer dann, wenn die Maximalzeit von einem zum anderen Meridian wechselt.
Ich betone nochmals die Wichtigkeit der Organ-Uhr, denn ihr »Verdrehtsein« hat für einen Menschen gravierende Folgen. – Vielleicht erkennt der eine oder andere sich selbst in der nachfolgenden Geschichte.

Die »Leichtigkeit« des morgendlichen Aufstehens

Morgens – Zeit zum Aufstehen! Doch zu diesem Zeitpunkt würden viele von uns »lieber sterben als aufstehen«. Aus den »noch fünf Minuten« werden oft mehrere Viertelstunden. Aber es hilft nichts – wir müssen raus aus dem Bett! Stehen wir dann endlich auf den Beinen, tasten wir noch eine Weile ganz verschlafen umher, wir kommen nur langsam in Schwung.
Während dieser halben Bewußtlosigkeit nehmen wir uns zum x-tenmal ganz fest vor, abends zeitig ins Bett zu gehen. Der Wunsch ist groß, endlich einmal am Morgen ausgeschlafen zu sein. Doch es bleibt bei diesem Vorsatz, denn am Abend steht uns der Sinn nicht mehr nach frühem Zubettgehen. Wenn wir täglich mit diesem Problem zu kämpfen haben, ist unsere »innere Uhr«, die Organ-Uhr, verschoben.

Wie äußert sich eine verschobene Organ-Uhr?

Wenn unsere Organ-Uhr um drei Meridiane nachgeht, so ist es um sechs Uhr morgens für unseren Körper erst Mitternacht. Welcher normal lebende Mensch steht schon um Mitternacht

auf? (Die innere Uhr von Schichtarbeitern ist besonders großer Belastung ausgesetzt.) Dies ist auch der Grund, warum viele Menschen erst morgens einschlafen können. Denn wenn sie um Mitternacht ins Bett gehen, ist es für ihren Körper erst 18 Uhr. Und um diese Zeit geht ein normal lebender Mensch auch noch nicht schlafen. So kommt es, daß sich manche Menschen Tag für Tag aus dem Bett quälen!
Selbst zeitiges Schlafengehen nützt da nicht viel. In diesem Fall ist das Zubettgehen genauso schwierig wie das Aufstehen. Sie sind nämlich nicht müde, und somit kommen sie überhaupt nicht auf die Idee, schlafen zu gehen. Im Gegenteil! Abends, wenn andere müde werden, werden sie erst richtig munter. Sie fegen durch die Wohnung, kriegen Arbeitsanfälle, können leichter lernen, sitzen bis Sendeschluß vor dem Fernseher, und kein Gedanke ans Schlafengehen kommt ihnen in den Sinn. Oft wird es zu Hause langweilig, denn alle schlafen schon. Da ist es doch im Lokal auswärts viel unterhaltsamer! Dort finden sie Gleichgesinnte, die auch nicht schlafen können. Lange nach Mitternacht kommen sie nach Hause, machen noch dies und das, bis sie sich endlich zur Ruhe begeben können. Morgens beginnt der Kreislauf wieder von vorne. Wenn sie aufstehen sollen, wollen sie wieder »lieber sterben«. So wie diese Situation erleben sie auch den größten Teil des Tages: Streß, Streß, Streß!
Sie sind jeden Morgen dem gleichen Frust ausgesetzt. Manche Menschen sind sogar erst ab Mittag ansprechbar und fähig, klar zu denken. Bei Kindern ist aber um diese Zeit der Unterricht oft schon vorbei. Im Beruf stehend, kann man die geforderten Leistungen nicht bringen. Solche Menschen sind unkonzentriert, müde und grantig. Ein Mensch mit verschobener Meridian-Uhr kann die Harmonie der Familie empfind-

lich stören. Für ihn selbst ist das Leben ausgesprochen anstrengend, denn für die anderen muß er zudem noch ständig Theater spielen.
Wie stellen wir die Organ-Uhr wieder richtig? Durch Berühren und Massieren von bestimmten Akupunkturpunkten und mit einem kleinen EM-K-Übungsprogramm erreichen wir die Balance der inneren Uhr. Dadurch wird auch unser Leben harmonischer, wir sind am Morgen bereits beim Weckerläuten frisch und munter. Einem guten Tag steht nichts mehr im Wege.

Ernährung und Organ-Uhr

Wenn wir uns nicht nach unserer inneren Uhr richten und das Falsche zur falschen Zeit essen, schaden wir unserer Lebenskraft ganz besonders. Wir sind nach einer Mahlzeit todmüde oder fühlen uns plötzlich ganz komisch. Das Gefühl, einen Stein im Magen zu haben, hält lange an, oder unser emotionaler Zustand braut sich zu einem Gewitter zusammen. Oft genug kommt es vor, daß Menschen nach dem Essen plötzlich aggressiv sind. Bei einer Geschäftsbesprechung hören wir *zu* und nicht *hin*, uns fehlt die Lust, am Gespräch teilzunehmen. Wir verstehen plötzlich nicht mehr, was andere von uns wollen. Diese Hinweise unseres Körpers sollten wir auf jeden Fall ernst nehmen und herausfinden, wo wir bei der Ernährung etwas verändern sollten. Dabei geht es nicht darum, bestimmte Dinge nicht mehr zu essen. Vorrangig sollten wir nicht alles zu jeder Zeit essen. Mein Buch *Richtig essen zur richtigen Zeit* (Knaur-Tb. 6014) behandelt dieses Thema ausführlich. Außerdem finden Sie am Ende von Teil III ein Kapitel über Ernährung.

Jet-lag

Beim Fliegen von einem Kontinent zum anderen verschiebt sich bekanntlich die Zeit, somit auch unsere innere Uhr. Oft brauchen wir zwei bis drei Tage, bis wir den sogenannten »Jet-lag« überwunden und uns zeitlich akklimatisiert haben. Bei Menschen, die geschäftlich viel reisen, bringt das an diesen Tagen natürlich ein Leistungstief mit sich. Die innere Uhr muß sich öfter im Monat umstellen – das zehrt an unserer Lebenskraft, wenn wir dem Körper bei der Umstellung nicht helfen. Mit Kinesiologie und einem speziellen Übungsprogramm sind wir in der Lage, zur Zeit der Landung die innere Uhr bereits vor- oder nachgestellt zu haben. Das bedeutet: kein Jet-lag, kein Arbeitsausfall, kein verlorener Urlaubstag.
So stellen wir bei jedem Flug durch ein spezifisches Programm die innere Uhr richtig und sind bei unserer Ankunft nicht nur äußerlich, sondern auch innerlich pünktlich gelandet.

Das Goldene Tor

Kim da Silva ist der Begründer des Goldenen Tores. Er stellte damit die Verbindung zwischen der taoistischen Medizin, Philosophie, Meditation und den indischen Heilweisen mit der Kinesiologie her. Jahre nachdem Kim für sein System den Titel »Das Goldene Tor« entwickelt hatte, erfuhr er, daß die Taoisten über die Tagundnachtgleiche im März sagen: »Am Tag, an dem die Sonne stillsteht, steht das goldene Tor der Unsterblichkeit offen.«
Die Tagundnachtgleiche kann man als Metapher dafür nehmen, daß Yin und Yang im Gleichgewicht sind. Wenn Yin und Yang in unserem Körper in der Balance sind, erkennen und

fördern wir durch größere Klarheit die Erkenntnis unseres Lebensweges.
Das Goldene Tor verbindet die verschiedenen Lehrtraditionen und Auffassungen mit dem Ziel, sie zu einem höheren Energiepotential zu verinnerlichen. Damit können wir uns entscheiden, andere Dinge im Leben zu tun, ohne in alte Verhaltensmuster zurückzufallen. Wir bekommen Mut zum Leben, erkennen unseren Lebensweg und unsere Bestimmung und meistern die gestellten Aufgaben kreativ.
Wir lernen, wie unsere Lebenssituation beschaffen ist und wie wir sie so verändern können, daß wir balancierter leben. Dazu brauchen wir eine »gute Philosophie«, die uns als Richtlinie dient. Ihr können wir in unserer Arbeit mühelos folgen. Unsere eigene Philosophie erkennen wir an den Inhalten, die wir uns in den einzelnen Kursen im Goldenen Tor als Leitgedanken erarbeiten.

Die Philosophie hinter dem Goldenen Tor

Sie ist so natürlich und normal wie das Leben in und außerhalb von uns: Wir müssen das Leben als Ganzes begreifen und dürfen uns nicht allein mit einzelnen Aspekten verwickeln. Ein einzelner Aspekt wäre z. B. die Ernährung. Wir kümmern uns um die »richtige« Ernährung und meinen, damit alles in die Balance gebracht zu haben. Nun ist die Ernährung aber nur ein Aspekt von vielen, und das wird meistens aus den Augen verloren.

Wenn z. B. unsere Atmung nicht optimal funktioniert oder die Organe nicht optimal energetisiert sind, kann auch die beste Nahrung nicht optimal verwertet werden. Gleichwohl wirken andere Einflüsse auf uns, z. B. die Jahreszeiten, die Wandlungsphasen der Fünf Elemente in unserem Körper oder eben die Ernährung. Wir müssen uns um verschiedene Aspekte gleichzeitig kümmern, um ein ganzheitliches Bild zu bekommen. Diese einzelnen Aspekte aus verschiedenen Richtungen lassen uns unseren Weg klarer erkennen, wir können ihn dann »sicherer« gehen.

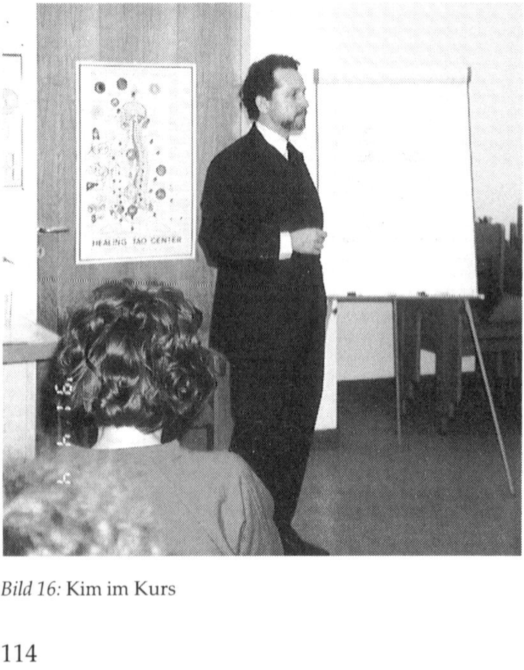

Bild 16: Kim im Kurs

Das Goldene Tor ist ein Ausbildungs- und Wachstumszyklus. Die verschiedenen Kurse sind drei Entwicklungsstufen zugeordnet (Qi Re-Structuring, Qi in Balance, Qi Soul Connection; siehe unten), und jeder Kurs ist gegliedert in die Bereiche Philosophie, Praxis, Balance und Übungen. Zur Balance werden verschiedene Formen der Kinesiologie verwendet.
Kim wählte die Kinesiologie als Balanceform, weil sie mit dem Muskeltest arbeitet. Der Muskeltest liefert uns ein schnelles Feedback. Wir können mit ihm Illusionen aufdecken, unseren Neigungen auf die Spur kommen und herausfinden, was dem Körper zu seiner Balance verhilft.
Die Teilnehmer setzen ihr vorhandenes Wissen (z. B. das kinesiologische) zum Balancieren der Leitgedanken ein. Es muß nicht noch bessere Techniken zur Balance geben! Das Goldene Tor gibt uns die Möglichkeit, bereits bekannte Methoden effektiver und wirkungsvoller anzuwenden.

Die Stabilisierung der Kursziele

Sie ist ein wesentlicher Bestandteil im Goldenen Tor. Wir erarbeiten uns in den Kursen eigene Leitgedanken (Statements), denen wir folgen sollen. Damit uns diese Statements im täglichen Leben tatsächlich unterstützen können, ist es außerordentlich wichtig, nach dem Kurs zu Hause weiterzuarbeiten:

1. Durch Übungen, Mudras und Meditation unterstützen wir unsere körperliche und geistige Beweglichkeit und festigen die im Kurs erfolgte Balance.
2. Durch die Verinnerlichung der erarbeiteten Statements bauen wir an unserer eigenen Struktur weiter, und auf diese Weise wird unsere Lebensphilosophie lebendig.

In jedem Fall ist es wichtig, daß wir das Programm nicht nur abspulen, sondern uns währenddessen in Erinnerung rufen, *was* wir balancieren wollen und *wofür* wir üben. Wir müssen auch an die negativen Aspekte in unserem Leben denken, um zu wissen, was wir nicht wollen. Dadurch kommen wir an die positiven Seiten und lernen unser Ziel kennen. Die »Schönheit der täglichen Disziplin« läßt uns dieses Ziel auch erreichen!

Die drei Entwicklungsstufen im Goldenen Tor

1. Stufe: Qi Re-Structuring

Jeder Mensch hat Qi (= die Lebenskraft), sonst würde er nicht existieren. Doch meistens hat diese Lebenskraft nicht die richtige Struktur und kann sich nicht optimal entfalten. Die Struktur ist uns abhanden gekommen durch verschiedene Verhaltensmuster, die wir uns im Laufe unseres Lebens zugelegt haben.

Als Kind mußten wir wachsen, mit der angebotenen Nahrung zurechtkommen, beim Lernen funktionieren – wir hatten auch die Aufgabe, uns unterzuordnen und zu fügen.

Vieles war belastend. Wir mußten uns angleichen, um zu »überleben«. Oft war das für unsere eigene Energie nicht

förderlich, manchmal mußten wir sogar Energie blockieren, um vom Schmerz nicht völlig überwältigt zu werden: Das »Leben« selbst liefert die Faktoren, die unser angeborenes Energiepotential beeinträchtigen und die Struktur schwächen.
Die Aufgabe bei Qi Re-Structuring liegt darin, daß wir diese veränderten Strukturen erkennen und die gebundene Energie wieder in Fluß bringen, um dadurch die Restrukturierung unseres Qis zu erreichen.

2. Stufe: Qi in Balance

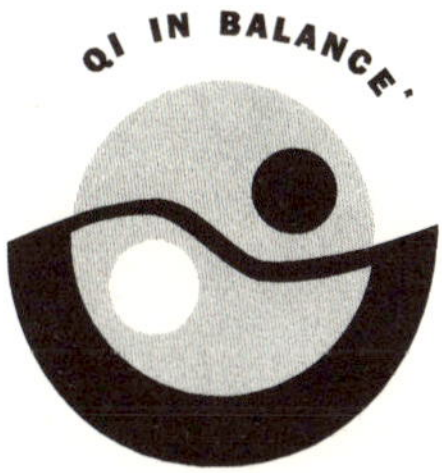

Die zweite Stufe – Qi in Balance – gibt unserer guten Qi-Struktur eine stabile Basis, um Gelerntes anzuwenden und auszubauen. Wenn unsere Energie in der Balance ist, fällt es uns leicht, bisher »Ungewöhnliches« streßfreier anzunehmen und für uns nutzbar zu machen.
Wir finden uns in der momentanen Situation besser zurecht. Gleichzeitig beginnen wir unser Leben kreativ zu gestalten. Wir können neue Wege gehen und müssen uns nicht mehr unbedingt mit »eigentlich ungewollten Lebenslagen« arrangieren. Wir sind imstande, selbst die Regie in unserem Lebensschauspiel zu führen. Wir werden zum Möglichkeitendenker und können damit mehr Mut zum Leben aufbringen, um neue Erfahrungen zu machen.

3. Stufe: Qi Soul Connection

Die dritte Stufe ist die Verbindung der Lebenskraft Qi mit unserer Seelenebene. Auf der Seelenebene können wir der »höheren Erkenntnis« näherkommen und leichter folgen. Oftmals sind wir uns dieser höheren Erkenntnis bewußt und trotzdem unfähig, danach zu handeln.
Auf dieser Stufe entwickeln wir unsere Intuition und den »Gehorsam«, ihr zu folgen. Wir können uns selbst motivieren und lassen uns nicht mehr ständig von äußeren Dingen und Meinungen beeinflussen. Wir gewinnen mehr Klarheit auf unserem Lebensweg, und das Lebensziel zeichnet sich immer deutlicher ab. Die Kurse auf dieser Stufe fördern unsere Erkenntnis für die anderen »Dinge« außerhalb unserer alltäglichen Wahrnehmung. Sie unterstützen diese Entwicklung und verbessern die Kommunikation.

Die erste Kurslinie im Goldenen Tor

Die erste Kurslinie im Goldenen Tor ist: »Durch Kreativität verantwortlich werden, fundiertes Wissen haben und sich der eigenen Balance erfreuen.« Sie steht unter dem Motto: »Im Inneren Klarheit, nach außen Bewegung.«

Leben als Ausgangsziel

Das Ziel dieses Kurses ist die Schaffung jener Basis, die wir brauchen, um unser Leben zu gestalten. Wir balancieren mit Hilfe der Kinesiologie zwölf Stufen (z. B. frei sein, liebend sein, vertraut sein ...) für einen klaren Ausdruck im Leben und um die Lernwilligkeit zu aktivieren.

Die glücklichen Vier (I)

Sexualität, Geld, Beziehung und Spiritualität sind *die* Säulen in unserem Leben. Wenn wir diese vier Begriffe in uns balancieren und wir ihre tiefe Bedeutung besser kennenlernen, erleben wir regelrecht eine neue Geburt in unserem Leben.
Das Ziel des Kurses ist es, daß wir mit diesen tragenden Elementen im Leben streßfrei umgehen können, um aus dem automatischen Streßverhalten herauszukommen. Wenn ein Bereich nicht in der Balance ist, sind auch die drei anderen instabil!

Die glücklichen Vier (II)

Wir erkennen unsere persönliche Struktur im Umgang mit Sexualität, Geld, Spiritualität und Beziehungen. Manchmal verläuft unser Leben in Bahnen, die wir selbst nicht wollen. Wir sehen aber auch keine Möglichkeit, die Struktur zu verbessern. Eine falsche Struktur in diesen vier Bereichen zeitigt Einstellungen und Symptome, die zu Krankheiten führen können.
Das Ziel dieses Kurses ist es, die glücklichen Vier in unserer persönlichen Struktur zu balancieren, um eingefahrene Bahnen zu verlassen und kreativ neue Wege zu gehen.

Der Weg des Mutes: Wahre Gesundheit

Mut ist nicht das, was uns zu tollkühnen Taten aufstacheln soll. In diesem Kurs geht es darum, den Mut aufzubringen, unser Leben kreativ zu gestalten. Dabei sollen wir weder Neigungen frönen noch in Süchten oder Depressionen versinken und auch nicht überenergetische Aktivitäten ausleben.
Mut ist die positive Energie der Lunge. Haben Menschen den Mut verloren (oder nie gehabt), ist es schwierig, Gesundheit in allen Dingen klar zum Ausdruck zu bringen. Wir brauchen Mut, um den ersten Schritt in eine neue – uns im Moment noch unbekannte – Lebenssituation zu tun. Doch wie sieht dies in der Praxis aus?
Viele Menschen weigern sich, in ihrem Leben einen Schritt nach dem anderen zu gehen. Scheinbar logische Erklärungen wie z. B. »Hier brauche ich noch mehr Informationen« oder »Das muß ich noch genau untersuchen, da warte ich auf die Analyse« etc. werden häufig abgegeben. Sie stopfen sich mit so viel Theorien und Details voll, daß sie damit nur ängstlich werden und zu leben vergessen.
In dem Moment, wo wir den ersten mutigen Schritt machen, erkennen wir, daß alle Informationen nur theoretischen Wert haben. Mit dem ersten Schritt erleben wir in der Praxis eine neue Philosophie, eine neue Erfahrung, und kommen so der *wahren Gesundheit* näher.

Der Kreis schließt sich

Wir verbinden die zwölf Stufen aus dem Kurs »Leben als Ausgangsziel«, um unsere Chakren (Energiezentren) zu unterstützen. Diese Arbeit ist sehr speziell und anspruchsvoll. Wir entwickeln die hohe Fähigkeit, jene Hintertürchen aufzudecken, die uns eine Flucht vor der eigenen Balance ermöglichen. Wir lernen, sie im Vorfeld zu erkennen, um ihnen nicht auf den Leim zu gehen. Damit erkennen wir klar unsere Lebenssituation und verbessern die *energetische Gesundheit* erheblich.

Der Kämpfer (1 + 2)

Der Kämpfer ist eine Metapher dafür, was wir unseren »inneren Führer« nennen. Wenn wir ständig mit unserem inneren Führer verbunden sind, geraten wir nicht so schnell in Bedrängnis. Wir tun Dinge, die wir tatsächlich tun wollen, und leben nicht »Balance durch Vermeidung«.
Nur ein schlechter Kämpfer muß kämpfen. Ein guter Kämpfer beachtet 21 Regeln und strahlt damit die Energie aus, die er braucht, um nicht kämpfen zu müssen. In diesem Kurs lernen wir die 21 Kämpfer-Regeln genau kennen (z. B. »Ein guter Kämpfer hat Geduld« oder »Ein guter Kämpfer hat immer alles, was er braucht« usw.) und balancieren sie.
Das Ziel des Kämpfer-Kurses ist es, uns in jeder Situation zu erkennen. Wenn wir Streß haben, wissen wir sofort, welche der 21 Kämpfer-Regeln uns stärkt, um vorwärts zu gehen. Denn ein guter Kämpfer geht nur vorwärts. Ein »Rückschritt« findet nur aus taktischen Gründen statt, um die richtige »Kampfdistanz« zu haben. Wenn die 21 Kämpfer-Regeln gelebt werden und verinnerlicht sind, stellen wir uns dem Leben. Wir versuchen dann immer wieder, *alle* Aspekte einer Situation zu erkennen und für uns zu nutzen. Letztendlich lernen wir, mit uns selbst zu kämpfen und zu siegen.

Flußdiagramm für eine Balance nach dem Kämpfer-Schema (im Ausschnitt)

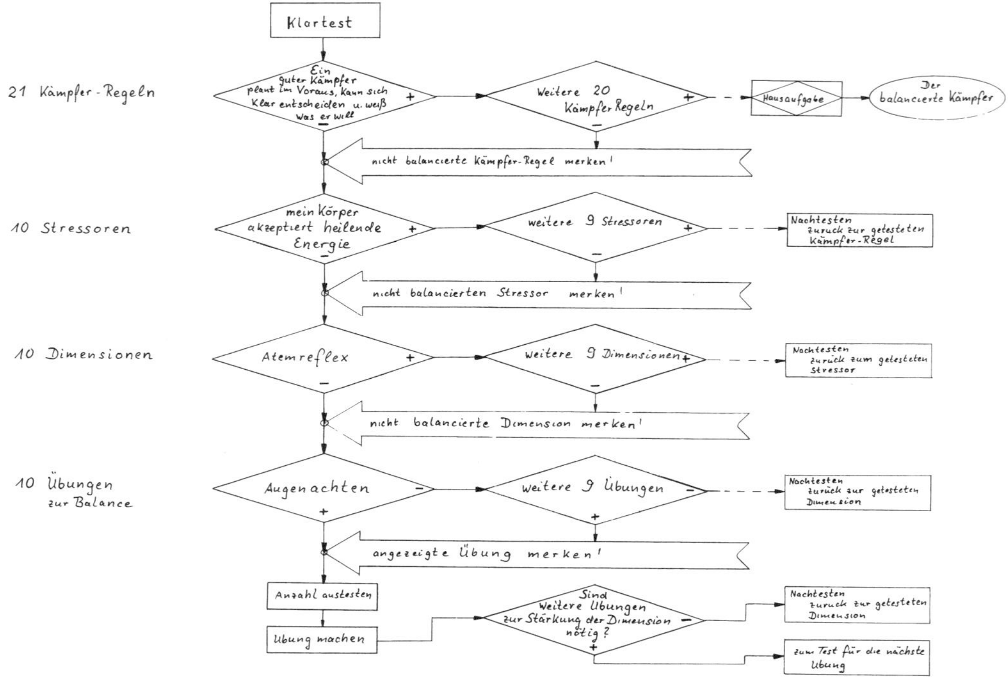

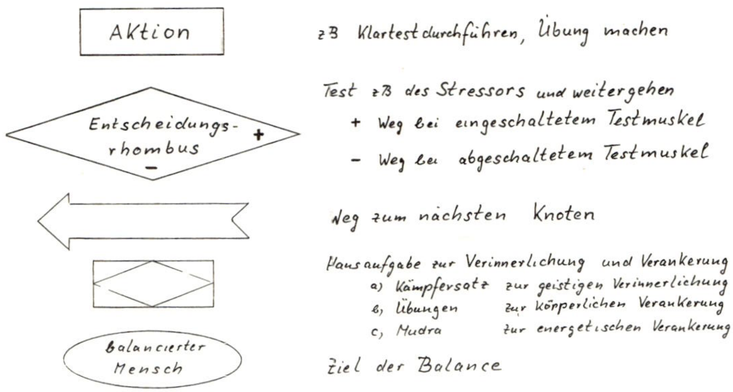

Tabelle 2: Flußdiagramm für eine Balance nach dem Kämpferschema.

Der Weg durch das Diagramm und damit durch die Balance ist wie die Erforschung eines Flußlaufes, mit dem Unterschied, daß ich den Körper an jeder Gabelung fragen kann, welches der richtige Weg ist

Weg der Harmonie

Wir finden unsere eigene Struktur zur Harmonie und damit zur Streßfreiheit. Wir müssen erkennen, daß die Ursache für Streß immer in uns liegt. Wenn wir erkennen, daß Streß *auch* Energie ist, haben wir die Möglichkeit, sie zu nutzen. Damit erlangen wir Klarheit, sind mutig und können Veränderungen in unserem Leben herbeiführen.

Ein Beispiel zur Harmonie/Disharmonie: Eine Mutter »opfert« sich für die ganze Familie auf und sagt: »Hauptsache, euch geht es gut!« Sie bringt ständig die ganze Familie in Harmonie, glättet und bügelt Meinungsverschiedenheiten, die die Familienmitglieder untereinander haben, und vergißt sich selbst dabei. Sie wundert sich, warum jeder auf ihr herumhackt, obwohl sie doch immer alles für die Familie macht! Die Lösung: *Sie* ist der Stressor der Familie, weil sie sich »beim Schlichten und Vermitteln« nicht in die Harmonie mit einbezieht.

In dem Kurs »Der Weg der Harmonie« lernen wir, eine Harmonie zu entwickeln, in der wir selbst gut leben können, um gleichzeitig andere Menschen in ihrer eigenen Harmonie nicht zu stören.

Das heilende Tao

Das heilende Tao ist ein großes, umfassendes, universelles System. Das Wissen und die Anwendung des heilenden Taos gehört mit zur täglichen Hygiene wie Waschen, Schlafen, Essen und das kinesiologische Üben.
Wir werden durch Übungen und Meditation immer »erwachsener« und verwickeln uns immer weniger mit den Imbalan-

cen anderer. So sitzen wir nicht mehr den vielen äußeren Reizen auf. Wir wissen, was wir wollen, und können klar entscheiden.

Das Wissen um die Wirksamkeit des »inneren Lächelns«, die Anwendung der »Sechs Heilenden Laute« und das Üben des »Kleinen Kreislaufs« sind das kleine Einmaleins des heilenden Taos. Damit erreichen wir »das Sehen nach innen«, das Nach-Hause-Kommen zu uns selber. Je mehr wir in die Einheit kommen, desto mehr leben wir unsere Seelenenergie. Dieser Kurs ist die Basis für alle weiteren Stufen, die im Tao unterrichtet werden, und dient als Grundstruktur für das bessere Verstehen im Goldenen Tor.

Das I Ging

Das *Buch der Wandlungen* ist wohl eines der ältesten Bücher der Welt. Ein Buch, das seit Jahrtausenden benutzt wird, um den Sinn des Lebens zu erhellen. Das *I Ging* ist, wie auch das Alte Testament, eine Schöpfung von vielen Menschen.

Das *I Ging* entstand aus dem Beobachten der Natur und ihrer Gesetzmäßigkeiten, der Pflanzen, der Tiere sowie der Gestirne. Daraus lassen sich auch die Gesetzmäßigkeiten der Verhaltensmuster in Familie und Gesellschaft erkennen. Das *I Ging* bildete die Grundstruktur für das gute Funktionieren des chinesischen Staates. Konfuzius, einer der größten chinesischen Philosophen, sagte, er wünsche sich, zwanzig Jahre länger zu leben, um diese Zeit ausschließlich dem Studium des *I Ging* zu widmen.

Das *I Ging* gibt uns Anregung und Leitung für unser Leben, es zeigt uns unter anderem sehr deutlich, was wir alles selbst verursachen. In diesem Kurs lernen wir, *die richtigen Fragen zu stellen.* Darauf finden wir durch das *I Ging* die Antworten und können Situationen klären, die einer Lösung bedürfen, um klarer zu handeln.

Die Chakren werden lebendig

Die Chakren sind die wichtigsten Energiezentren in unserem Körper. Unter anderem kommunizieren wir durch sie mit unserer Gesundheit und Umwelt.
Das Ziel des Kurses ist, Klarheit über die Funktion und den Lebensausdruck der Chakren zu haben. Wir selbst können unsere Chakren direkt beeinflussen. Das Maß unseres Einflußvermögens hängt von unserer Lebensenergie und Konzentrationsfähigkeit ab. Wir lernen, die Chakren zu balancieren und ihre organischen, psychologischen und philosophischen Entsprechungen zu verbinden.

»Unabhängig sein«: Die mütterliche Energie in der Balance

Unabhängig sein bedeutet, klare Beziehungen eingehen zu können, weil wir nicht verwickelt sind.
Die Grundidee ist, daß alle Menschen dieser Erde wie eine liebe Familie respektvoll miteinander umgehen. Doch wie fangen wir an, daran zu arbeiten? *Das A und O klarer Beziehungen ist die Kommunikation mit uns selbst!* Wir beginnen damit, daß vier Milliarden Zellen im Körper miteinander richtig kommunizieren.
Wir müssen unabhängig werden. Sind wir nämlich gebunden, können wir nicht klar kommunizieren. Erst wenn die innere Kommunikation funktioniert und wir damit eine Beziehung zu uns selbst hergestellt haben, strahlen wir eine Energie aus, die »wahre Kommunikation« und klare Beziehungen mit an-

deren ermöglicht. Die »Abhängigkeit« beginnt bereits sehr früh: Das Kind wächst im Mutterleib als Organ der Mutter heran. Durch die Geburt »verliert« die Mutter das Organ. Nun müssen die Eltern – besonders die Mutter – begreifen, daß sie dem Kind einen physischen Leib gaben und daß die höhere Energie oder Seele ein eigenständiger Organismus ist. Das heißt, alle Kinder sind Kinder Gottes, sie sind nicht unsere Kinder!
Wenn die Beziehung zur mütterlichen Energie nicht geklärt ist, gibt es immer Beziehungsverwirrungen. Es ist aus der Psychologie bekannt, daß viele Männer Frauen suchen, die ihrer Mutter ähnlich sind. Der Kurs »Unabhängig sein« gibt uns die Chance, diese Beziehung in uns zu klären, um frei zu sein für Beziehungen, die wir auch tatsächlich leben wollen.

An dieser Stelle stellt sich dem Leser vielleicht die Frage: Warum diese vielen unterschiedlichen Kurse, wenn doch alle letztendlich das gleiche Ziel verfolgen? Die Antwort ist einfach: »Wer nur einen Hammer als Werkzeug hat, für den ist jedes Problem ein Nagel.« Schon dieses Sprichwort aus dem alten China zeigt uns, daß es besser ist, mehrere Aspekte bei einem Problem zu berücksichtigen. Sind wir dazu in der Lage, wird das Bild klarer, und es ergeben sich daraus mehrere Ansatzpunkte. So wird es leichter, multidimensional an derselben Sache zu arbeiten. Fazit: Viele Werkzeuge unterstützen den guten Handwerker!

Die Philosophie hinter der Kinesiologie

Die berühmte Frage zu Beginn eines Kurses »Warum bist du hier?« wird von manchen wie folgt beantwortet: »Ich bin hier, damit ich eine bessere Technik für meine Patienten lernen kann.« Dies ist nicht kinesiologische Arbeit!

Hinter der Kinesiologie ist eine Philosophie. Der wahre Kern der Wissenschaft kann in seiner ganzen Tragweite erst erfahren werden, wenn wir sie zu einem Teil unseres Lebens werden lassen. Der Anwender muß in dieser Philosophie weiterwachsen und sich entwickeln. Wenn wir nur die Technik der Kinesiologie lernen, um sie an anderen anzuwenden, ist das nichts anderes als »Heilmittel-Verordnung«, und wir lernen nichts aus Imbalancen und Krankheiten.

Wie wir bereits an anderer Stelle gelesen haben, ist der Muskeltest ein wesentlicher Bestandteil in allen Kinesiologiearten. Durch ihn besitzen wir ein wertvolles Werkzeug, um den Körper direkt anzusprechen. Muskeltesten ist in seiner Einfachheit eine hohe Kunst. Die wichtigsten Voraussetzungen dazu sind der Klartest und die richtige Distanz bei der Arbeit. Wenn jemand auf einen Muskel drückt, heißt das jedoch noch lange nicht, daß er Kinesiologe ist!

Es gibt drei Arten, wie der Muskeltest verwendet wird:

1. Die Muskelfunktionsprüfung: Muskeln werden getestet, ob sie funktionieren.
2. Der Muskeltest als Indikator wird zum Demonstrieren von allem möglichen verwendet. Er bekommt oft Jahrmarkt-Charakter und wird als Sensation hingestellt.
3. Die Anwendung von kinesiologischen Tests und Balancen.

4. Der klassische Muskeltest: Ihm geht immer ein Klartest voraus. Kinesiologen, die diese Philosophie selbst leben, praktizieren ihn grundsätzlich.

Der Umgang mit dem Muskeltest ist ein wichtiger Punkt, den der Laie bei der Beurteilung eines Kinesiologen beachten sollte.

Woran erkennt der Laie einen Kinesiologen?

Die Kinesiologie ist eine relativ junge Wissenschaft. Ihr Bekanntheitsgrad stieg in den letzten Jahren beachtlich an. Doch kaum gewinnt sie an Popularität, nehmen viele Leute für sich in Anspruch, Kinesiologe zu sein. Eine Frau erklärte mir am Telefon beispielsweise folgendes: »Ich bin Kinesiologin, denn ich habe schon zwei Kurse besucht. Jetzt will ich noch einen dritten machen. Bitte schicken Sie mir Ihre Unterlagen.« Solche Menschen werden in seriösen Kreisen auch als »wilde Kinesiologen« bezeichnet.
Wenn wir ein paar Kurse besuchen, bekommen wir einen kleinen Einblick in ein riesiges Feld. Um sich darin erfolgreich zu bewegen, müssen wir in erster Linie mit uns selbst arbeiten. Das ist für mich die Lehrzeit, die jeder machen sollte, wenn er einmal mit Kinesiologie arbeiten will.
Ich wiederhole es noch einmal mit anderen Worten: Das Studium der Kinesiologie besteht darin, daß wir Gelerntes zuallererst an uns selbst anwenden! In der Kinesiologie ist die Arbeit an und mit sich selbst das Wichtigste. Die Praxis bringt's, die Praxis macht den Meister! Wir lernen dabei, uns an klare Vorgaben zu halten. Wenn wir dies tun, können wir uns auch nicht so schnell in einem Labyrinth aus Unklarheiten

verlaufen. Wenn uns selbst klar wird, was die Kinesiologie in uns bewirkt und verändert, beginnen wir, mit anderen zu üben. Durch die eigene Erfahrung können wir die Kinesiologie mit eigenen Worten vermitteln, die jeder (auch wir selbst) versteht. Kinesiologisch balancieren heißt andere etwas lehren.

Doch die Arbeit mit sich selbst lassen diese »wilden Kinesiologen« aus. Ich halte es für sehr bedenklich, wenn man einen Kurs nach dem anderen »konsumiert« und dann meint, nun Kinesiologe zu sein. Worte werden möglicherweise wiedergegeben, ohne daß man wirklich weiß, was tatsächlich dahintersteht. Übungen werden halbherzig weitergegeben, weil einem selbst das persönliche Aha-Erlebnis fehlt.

In Wien erlebte ich einmal einen Vortrag eines »wilden Kinesiologen«. Es war erschütternd für mich, zu sehen, wie etwa fünfzig Lehrer an einem Abend für die Kinesiologie abgeschaltet wurden. Der Vortragende war nicht einmal imstande, einen einfachen Muskeltest vorzuführen. Er gab auf mit den Worten: »Ich glaube, ich habe heute zuwenig Wasser getrunken. Dann geht das Muskeltesten nämlich nicht.« Ich hatte wirklich Mühe, ruhig auf meinem Sessel sitzen zu bleiben und ihm nicht den Vortrag aus der Hand zu nehmen.

Mit solchen Veranstaltungen von unqualifizierten Leuten wird großer Schaden angerichtet. Denn ich glaube, daß keiner der Teilnehmer sich nach diesem Abend weiter für Kinesiologie interessierte. Im Gegenteil! Wenn sie auf dieses Thema angesprochen werden, sagen sie wohl mit einer abwehrenden Handbewegung: »Ach ja, das kenn' ich schon«, und die Unterhaltung darüber ist zu Ende.

»Klare Vorgaben«: Was heißt das?

In allen Arten der Kinesiologie wird immer der Klartest gefordert. Der Klartest ist »das Eichen« unseres Meßinstruments, das Eichen des Indikatormuskels. Bevor wir mit einem Menschen Muskeln testen, müssen wir sicherstellen, daß wir den Ergebnissen trauen können. Dazu sind einige Energiesysteme zu prüfen. Erst wenn diese funktionstüchtig sind, können wir mit dem eigentlichen Testen beginnen.

Folgendes ist zum Thema »Klartest« passiert: Eine zehnjährige Kursteilnehmerin konnte dem Basiskurs der Edu-Kinesthetik besser folgen als mancher Erwachsener. Sie wußte, was sie an diesem Wochenende gelernt hatte, und konnte einfache Muskeltests durchführen. Einige Zeit später besuchte sie einen Heilpraktiker, weil sie krank war. Er sagte zu ihr: »Ich arbeite mit Kinesiologie.« Das Mädchen war begeistert, denn sie kannte sich ja ein bißchen aus. Der Heilpraktiker wollte über den Muskeltest ein Medikament austesten, ohne vorher den Klartest zu machen. Sie sagte: »Du machst ja gar keinen Klartest! Ich habe gelernt, ohne Klartest geht nichts.« Er war etwas verdutzt und meinte: »Tja, weißt du, darüber bin ich hinaus. Ich fühle das einfach.« Doch sie ließ sich nicht beirren und bestand darauf, zuerst ihren Lehrer zu fragen, ob das sein kann. Die Antwort des Lehrers war nochmals: Ohne Klartest läuft nichts, und über den Klartest wächst man nie hinaus.

Von den großen Kinesiologen, z. B. David Walther, Sheldon Deal, Gordon Stokes und Dr. Paul Dennison, hören wir immer wieder: »Mach sicher, daß der Muskel dich nicht belügt! Der Klartest ist oft schon die halbe Balance.« Wir dürfen uns dieser Aussage ausdrücklich anschließen.

Trotzdem gibt es immer wieder Menschen, die sich an das

oberste Gebot in der Kinesiologie einfach nicht halten können! Es ist »unterenergetische Trottelhaftigkeit«, einfach nur auf den Arm zu drücken und zu glauben, der Körper erzählt uns alles. Dies zeugt von einem extrem hohen Streßgrad beim Lernen, den manche Leute durch den Einsatz von fehlgeleiteter Intuition überbrücken wollen. Diese falsche emotionale Geschichte hat nichts mit der Anwendung von Kinesiologie zu tun!

Wie arbeitet ein Kinesiologe?

Wir wissen bereits, daß das Wesentliche an der Kinesiologie der Muskeltest ist. Mit dem Klartest stellen wir sicher, daß der Körper klare Ergebnisse liefert. Eine weitere Voraussetzung für einen guten Muskeltest ist die *Distanz.*

Der Tester selbst soll während des Testens keine Vorstellung von dem haben, was sein Klient eventuell brauchen könnte. *Denn der Test entscheidet, was ein Mensch braucht, und nicht der Tester!* Die Aufgabe des Testers ist es, Distanz zu halten, das Testergebnis zu akzeptieren. Er findet heraus, in welche Modellvorstellung die Aussage des Körpers hineinpaßt, und handelt nach diesen Erkenntnissen.

Die körpereigene Logik ist immer eine andere als die, die wir durch unseren Verstand kennen. Daher hält ein guter Kinesiologe Distanz, testet keine eigene Vorstellung hinein und interpretiert auch nicht nach seinem Dafürhalten.

Wie wird man Kinesiologe?

Kinesiologie können wir lernen durch unermüdliche Arbeit an und mit uns selbst. Es reicht absolut nicht aus, irgendwelche Kurse abzusitzen und mit dem Zertifikat zu wedeln:

»Hallo, ich bin was!« Wir selbst müssen zum Vorbild werden, um andere tatsächlich anleiten zu können.

Die Kinesiologie ist eine der wenigen Wissenschaften, wo wir Studium und Anwendung fortwährend miteinander verknüpfen müssen. In dem Ausmaß, wie wir selbst durch die persönliche Anwendung der Kinesiologie wachsen, können wir sie auch anderen Menschen vermitteln.

Wenn wir bestimmte Kurse besucht haben, können wir einen Instructor-Lehrgang anschließen. Die Teilnahme berechtigt uns, entsprechende Kurse selbst zu unterrichten. Viele solcher Lehrerausbildungen enden ohne Prüfung, die bloße Anwesenheit beim Kurs genügt schon zur Erlangung des Zertifikates. Doch selbst muß man sein Können in dieser Disziplin nie unter Beweis stellen. Bei einigen Ausbildungen muß man nach dem Instructor-Training noch eine Beschreibung einer praktischen Arbeit nachreichen. Ihre positive Beurteilung hat dann den begehrten Schein zur Folge. Alle zwei Jahre soll das Wissen aufgefrischt werden, in der Praxis wird die Auffrischung jedoch nicht kontrolliert.

Do-Ri und Kim sind von Dr. Paul Dennison autorisiert, in Österreich und Deutschland Edu-K-Lehrer auszubilden. Das Edu-K-Teacher-Training dauert sieben Tage und endet mit einer Prüfung, die aus zwei Teilen besteht. Zum einen sollen 15 Fragen (von 140) aus dem Bereich der Edu-Kinesthetik beantwortet werden, zum anderen müssen drei praktische Vorführungen gezeigt werden. Dieses Teacher-Training läuft seit vier Jahren mit großem Erfolg. Denn die Teilnehmer, danach *geprüfte* Edu-K-Instructoren, profitieren für ihre eigene Arbeit mit Edu-K enorm. Alle, die diese Prüfung erfolgreich abgelegt haben, halten sich in ihrer Arbeit an die Grundregeln (siehe Klartest) der guten Kinesiologen.

Der Laie erkennt den guten Kinesiologen an fünf Grundregeln:

1. Persönlicher Werdegang und Ausbildung innerhalb der Kinesiologie.
2. Die eigene Anwendung jener Ratschläge, die er anderen gibt.
3. Sichere und eindeutige Durchführung des Klartests.
4. Ob und wie er selbst die Übungen macht und
5. ob er seinem Klienten eine Hausaufgabe verordnet. Was sind seine Gründe, wenn er dies nicht macht?

Kinesiologie ist nicht alles, sie unterstützt jedoch alles

Es geht nicht darum, daß wir alles Bisherige vergessen und nur noch Kinesiologie machen. Mit der Kinesiologie können wir uns einschalten für das, was wir tun wollen, sollen oder müssen. Folgende Beispiele sollen dies verdeutlichen:

- Wenn wir *Zahnschmerzen* haben, müssen wir zum Zahnarzt gehen. Doch vorher können wir uns schon für den Zahnarztbesuch balancieren. Denn ein Mensch, der weniger Streß hat, ist schmerzstabiler.
- Wenn wir für eine *Prüfung* lernen müssen, können wir das Lernen sicher nicht durch Übungen ersetzen. Aber Üben vor dem Lernen hilft uns, konzentrierter bei der Sache zu sein, schneller aufzunehmen und das Gelernte zum fraglichen Zeitpunkt auch wiedergeben zu können.
- Wenn wir uns einer *Operation* unterziehen müssen, können wir den Körper energetisch darauf vorbereiten. Damit kommt es zu weniger Komplikationen, die Zeit der Rekonvaleszenz verkürzt sich enorm.

- Wenn wir eine *lange Autofahrt* vor uns haben, helfen die Übungen, gut am Zielort anzukommen. Wir fühlen uns nach der Ankunft wohl und benötigen nicht Stunden für die Regeneration.
- Beim *Wandern* fühlen wir uns meist am nächsten Tag erschöpft. Manchmal schmerzen sogar die Knie. Wenn wir uns vor dieser Wanderung für das Gehen einschalten, schöpfen wir aus diesem Wandertag wirklich Energie, und der Tag danach kann gut genutzt werden.

Wieviel Prozent unserer Energie leben wir denn?

Jeder Mensch hat physiologisch gesehen ein Energiepotential von 100 %. Wir leben in der Regel nicht einmal die Hälfte davon, das heißt, wir nutzen weniger als 50 %. Daraus ergeben sich die beiden folgenden Fragen:

1. Was passiert, wenn wir einen höheren Prozentsatz unseres Energiepotentials ausschöpfen können?
2. Ist es überhaupt möglich, die körpereigene Energie zu 100 % zu nutzen?

Die Antwort auf die erste Frage lautet: Je höher der Anteil unseres Energiepotentials ist, den wir in unserem Leben nutzen können, desto besser sind wir in der Lage, Situationen aktiv zu meistern, Klarheit zu finden, Streß zu erkennen und abzubauen – kurzum: der Regisseur unseres eigenen Lebens zu werden.
Die Antwort auf die zweite Frage ist mehrschichtig: Zum einen ist es nahezu unmöglich, unsere Energien voll und ganz im Leben zu nutzen, weil wir ständig Situationen (Stressoren)

ausgesetzt sind, die Teile unserer Energie blockieren. Zudem leben wir täglich Blockaden und Verhaltensmuster, die teilweise Jahrzehnte alt sind und die Energie senken. Natürlich spielen auch andere Faktoren wie falsche Ernährung oder Allergien eine schwächende bzw. energiesenkende Rolle. Außerdem behält der Körper sozusagen eine Reserve für den Notfall (Lebensgefahr). Wir wollen diesen Sachverhalt einmal an einem *lebensechten* Beispiel nachvollziehen.

Ein Beispiel: Gerti Schmitz aus K. (42) ist seit achtzehn Jahren relativ glücklich verheiratet. Sie arbeitet halbtags als Fremdsprachensekretärin und ist kinderlos. Wolfgang, ihr Gatte, ist Abteilungsleiter und joggt regelmäßig. Dabei schwitzt er gerne und kräftig. Genau da endet auch Gertis Eheglück! Es treibt sie dreimal pro Woche schier zum Wahnsinn, daß Wolfgang die Angewohnheit pflegt, seine verschwitzte Trainingshose nach dem Laufen über den Heizkörper der gemeinsamen Wohndiele zu hängen. Insbesondere ist Gerti dadurch seit Jahren die Heizperiode verleidet, da selbst bei gedrosselter Heizleistung die Geruchsentwicklung die Wohndiele in einen »Pferdestall« verwandelt.

Wolfgangs Geruchssinn ist nicht sonderlich gut entwickelt, während Gerti mit einem sogenannten »feinen Näschen« gesegnet ist. Sie leidet, sie tobt (innerlich), einmal vor fünf Jahren hatte sie mit ihm darüber reden wollen – leider verstand Wolfgang nicht, was Gerti eigentlich von ihm wollte. Nur bei ihrer besten Freundin beklagt sich Gerti noch regelmäßig über dieses ehebelastende Drama.

Was bedeutet diese Geschichte, bezogen auf unsere Energie? Gerti Schmitz lebt normalerweise etwa 35 % ihres Energiepotentials (siehe Zeichnung 12 a). Außer dreimal die Woche –

dann nämlich, wenn ihr Gatte Wolfgang sich gegen 18 Uhr die Trainingshose anzieht, sinkt ihr Energiepotential schlagartig auf 5 % (siehe Zeichnung 12 b). Sie kennt die Prozedur nur zu gut und muß mit ihrem Energieabfall gar nicht erst warten, bis die Trainingshose auf der Heizung hängt. Der Abfall um 30 % ist genau der Streß, den diese Situation bei ihr auslöst. Jedesmal aufs neue!

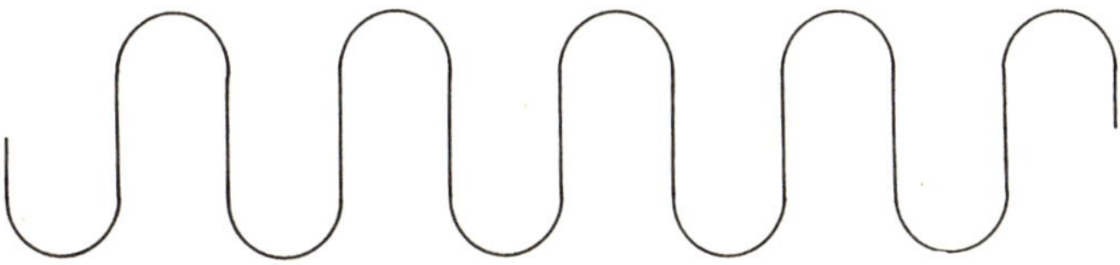

Zeichnung 12 a: Energie in der Balance

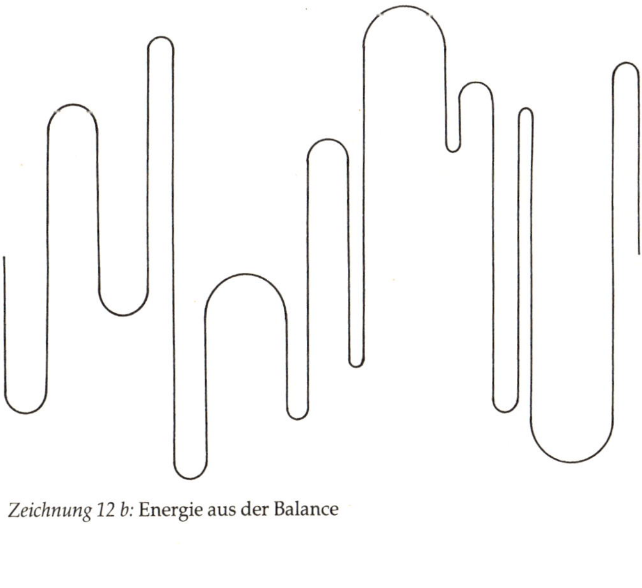

Zeichnung 12 b: Energie aus der Balance

Ein Energiepegel von 5 % ist natürlich bedenklich, auf diesem Niveau ist Gerti sozusagen »ohnmächtig«, oder, anders ausgedrückt, »alles wird zum Feind« (Kampf-Flucht-Verhalten). Wenn Gerti diese Tortur überstanden, das heißt die Trainingshose in die Waschmaschine befördert hat, steigt ihr (nutzbares, gelebtes) Energiepotential wieder auf die normalen 35 %. *Nun balancieren wir Gerti auf dieses Thema:* Wir behandeln den Streß bzw. die negativ emotionale Ladung, die auf dieser Situation lastet. Zum Abschluß unserer kinesiologischen Sitzung bekommt Gerti noch eine Reihe von Hausaufgaben (Übungen), die sie auch eifrig turnt. Das hat nachhaltige Konsequenzen! Grundsätzlich ist Gertis normales Energiepotential auf 45 % gestiegen. Die Streßsituation selbst konnte so entschärft werden, daß der Streß zwar nicht gänzlich verschwunden ist, jedoch bei weitem nicht mehr die Belastung auslöst wie vorher. Er schlägt lediglich mit 5 % zu Buche und senkt ihr gestiegenes Potential auf 40 % – und das ist enorm! Denn damit ist das Energieniveau in der Streßsituation noch höher als vorher ohne Streß!
Gerti frißt nun die Situation nicht mehr in sich hinein und flüchtet vor ihr, sondern ist in der Lage, sie zu konfrontieren. Dieses in der Psychologie beschriebene Umschalten von Flucht auf Kampf gibt ihr die Möglichkeit, die Situation aktiv zu behandeln. Dieses Handeln kann sehr verschieden aussehen: Gerti könnte rigoros die Trainingshose im Mülleimer »verschwinden« lassen oder etwas gemäßigter Wolfgang auf sein Verhalten ansprechen und klar ein anderes Verhalten fordern. Viele Verhaltensweisen sind denkbar.

Zusammenfassung: Wir versetzen uns durch die Erhöhung des Grundenergiepotentials und den Streßabbau in die Lage,

Situationen, Dinge und auch unsere Beziehungen zu konfrontieren und dadurch Blockaden und Verhaltensmuster aufzulösen. Dabei können schon wenige Prozente unser Leben verändern!

»Ganzheitlich«: Was bedeutet das genaugenommen?

Um den Begriff »ganzheitlich« zu beschreiben, will ich das taoistische System benutzen. Tao ist eine Lehre, deren Ziel es ist, den Menschen bzw. das Leben in seiner Ganzheit zu erfassen.

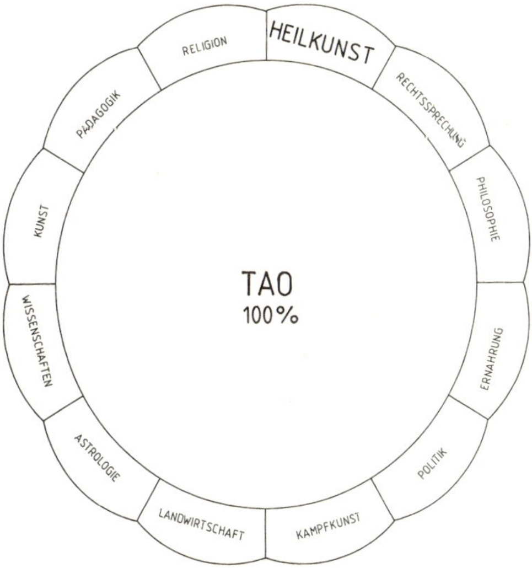

Zeichnung 13: Strukturen des Lebens

Wir benutzen einen Kreis, der das Leben auf unserer Erde darstellt (siehe Zeichnung 13). Hier gibt es Jahreszeiten, hier leben Menschen, Tiere und Pflanzen. Die Menschen leben in

Gemeinschaften. Damit diese funktionieren, bildeten sich verschiedene Strukturen, in deren Gesetzmäßigkeiten sich das Leben abspielt: z. B. Heilkunst, Rechtsprechung, Philosophie, Ernährung, Politik, Kampfkunst, Landwirtschaft, Astrologie, Wissenschaften, Kunst, Pädagogik und Religion.

Alle Disziplinen sind letztlich denselben Gesetzmäßigkeiten untergeordnet. Sie bilden die Basis für die spezielle Tätigkeit im jeweiligen Bereich.

Sehen wir uns »Ganzheitliches« doch einmal genau an: Wenn wir uns aus dem Tao-System die Heilkunst herausgreifen, müssen wir wissen, daß nur etwa 20 % davon die Akupunktur ausmacht (siehe Zeichnung 14). Innerhalb der Akupunktur gibt es wiederum verschiedene Behandlungsmethoden, z. B. das Stechen mit Nadeln, das Brennen mit Moxa, die Massage bestimmter Akupunkturpunkte, die Aktivierung der Meridiane durch gezielte Übungen oder Meditation und andere. Die Nadelakupunktur macht also wieder nur etwa 20 % des Akupunkturbereiches aus. (In der Medizin wird meistens die Nadelakupunktur verwendet, aber es werden auch nicht alle Punkte benutzt. Ich habe die Erfahrung gemacht, daß wir auf Akupunkturtafeln für Schulmediziner gerade jene Punkte vergeblich suchen, die in der Philosophie, Meditation und Massage eine wesentliche Rolle spielen.)

Die Nadelakupunktur hat somit rein rechnerisch im gesamten System einen Anteil von 0,33 %. Wir bekommen an diesem Beispiel sehr gut vorgeführt, welche »stark verdünnte Form« der Heilkunst als »ganzheitlich« angesehen wird. Egal, in welchem Bereich wir arbeiten – es sollte uns immer bewußt sein, daß dieser nur ein kleiner Punkt ist in einer riesengroßen, allumfassenden Struktur.

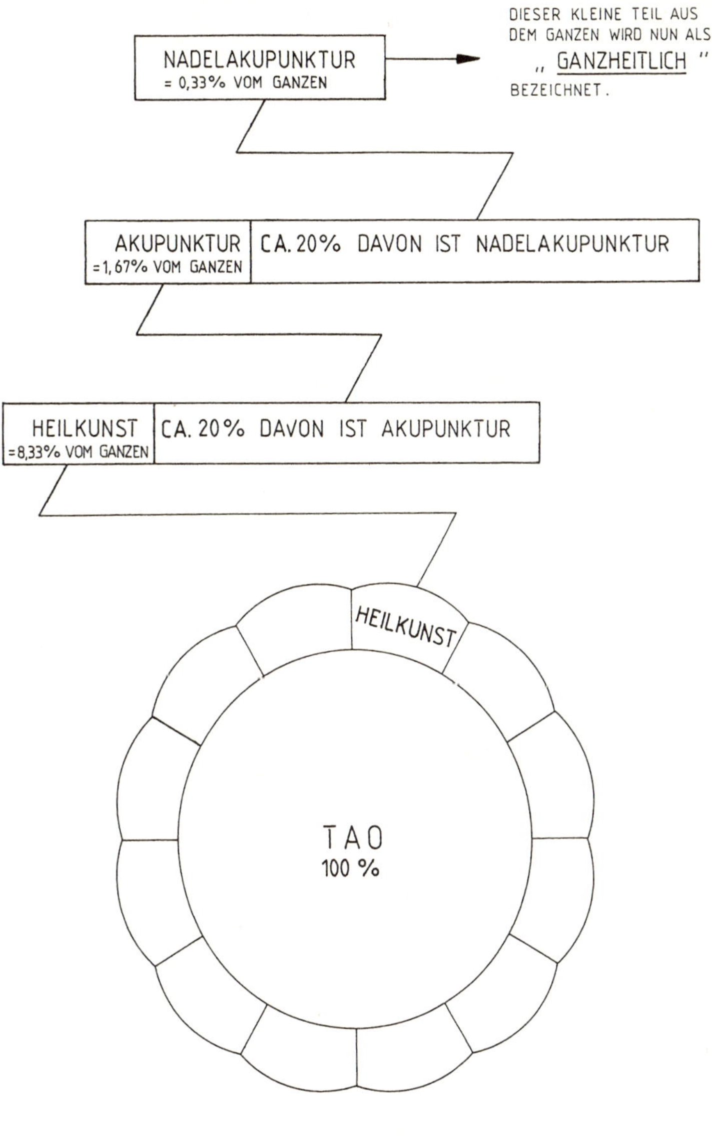

Zeichnung 14: Die Heilkunst im Tao-System

Kommunikation und die Aufgabe einer Krankheit

Die Kommunikation wurde zur Wissenschaft erhoben, dennoch sind absolute Sprachlosigkeit und Nichtkommunikation vielfach vorhanden. Trotz der vielen technischen Verbindungsmöglichkeiten wird der Kontakt immer schwieriger, weil das gegenseitige Verstehen kontinuierlich abnimmt. Wo liegen die Ursachen?

Kommunikation beginnt damit, daß in unserem Körper vier Milliarden Zellen miteinander kommunizieren. Ist unser Energiehaushalt nicht in der Balance, verschlechtert sich die Kommunikation in unserem Körper. Wie wollen wir uns nach außen verständlich machen, wenn unsere innere Kommunikation nicht richtig funktioniert?

Unterstützen wir den Bewegungssinn, verbessert sich die Kommunikation der Zellen untereinander, und das Energiefeld schwingt klar nach außen. Jetzt verstehen uns die anderen ohne viele Worte!

Als nächstes erkennen wir, was Sprache tatsächlich ist. Sie ist eine Krücke. In jenen Bereichen, wo wir nicht klar kommunizieren können (nonverbal), hilft sie uns. Leider sehen die meisten von uns in der Sprache das einzige Kommunikationsmittel. Viel wird gesprochen, nur wenig davon ist wirklich wichtig bzw. nützlich.

Mit EM-K arbeiten wir an einer klaren Kommunikation. Damit fördern wir unseren kreativen Prozeß.

Wie erkennen wir die Funktion einer Imbalance oder Krankheit? Die Frage nach der Funktion einer Imbalance oder Krankheit kann nur in der inneren, stillen Kommunikation mit uns selbst geklärt werden. Denn, um Dr. Edward Bach zu zitieren: Wir leiden an uns selbst!

Sind wir kreativ, hinterfragen wir uns und Dinge in unserem Leben immer wieder. Dadurch finden wir auch Antworten. Wenn wir die Funktion von Krankheit kennen, erkennen wir leichter, was wir ändern müssen. Sind wir lernwillig, verläßt uns die Krankheit. Wir haben aus ihr eine Erfahrung gezogen, und die Aufgabe dieser Krankheit ist erfüllt.

Wasser verbessert die Kommunikation

Wir wissen schon, daß wir mit Kinesiologie und den Übungen unsere Energie aktivieren können.
Damit die aktivierte Energie fließen kann, benötigt der Körper Wasser als Transportmittel. Für eine gute Kommunikation der Zellen untereinander braucht ein gesunder Mensch 1,5 bis 2 Liter reines Wasser täglich.
In meiner Praxis erlebe ich immer wieder, daß viele Menschen jede Flüssigkeit verwenden, um den Wasserbedarf des Körpers zu decken. Auf meine Frage: »Was trinken Sie so den ganzen Tag?« erhalte ich oft Antworten wie: Kaffee (Milch, Tee, Kakao) zum Frühstück, dann kommt lange nichts. Mittags esse ich Suppe, die ist ja auch flüssig. Der Nachmittagskaffee muß sein, denn sonst bin ich außer müde nur noch müde. Bier, Cola, Limonaden, Wein, isotonische Getränke, all das wird im Laufe des Tages und Abends in den Körper geschüttet. In wenigen Fällen bekomme ich »Wasser« zu hören. Man kann's ja fast nicht glauben – manche Leute scheinen gar nicht zu wissen, wie gut Wasser schmeckt!
Wasser bringt nicht nur Kraftwerke in Schwung, sondern auch unsere Energie! Wir sollten den Tag mit einem Glas Wasser beginnen. Bringen Sie einmal Ihrer Familie statt Kaffee Wasser

ans Bett. Kaffee wirkt morgens auf nüchternen Magen wie ein Hammer. Wollten Sie täglich mit einem Hammerschlag auf den Kopf geweckt werden? Sicherlich nicht. Aber Ihre Organe sollen den Kaffee aushalten?

Wir sollten darauf achten, daß wir dem Körper 1,5 bis 2 Liter reines Wasser zuführen. Was wir sonst noch nebenbei an Geschmacksstimulantien trinken, zählt nicht zu dieser Menge. Am besten ist kohlensäurefreies Wasser geeignet. Es gibt heute auch schon viele Möglichkeiten, Leitungswasser aufzubereiten. Trinkwasserfilter machen schlechtes Wasser zwar nicht gut, aber genießbar.

Entwickeln Sie wieder »Durstgefühl«! Anfangs mit einiger Konsequenz können wir den Ruf nach Wasser in unserem Körper wieder hörbar machen. Nach einiger Zeit ist es uns ein natürliches Bedürfnis, auf die tägliche Wassermenge zu kommen.

Viele Lernschwierigkeiten und Konzentrationsprobleme lassen sich mit dem Wasserhaushalt im Körper in Ordnung bringen. Ich empfehle Wasser besonders jenen Menschen, die im Beruf viel sprechen müssen, z. B. Anwälte, Lehrer, Politiker, Reporter, Redakteure – Leute des öffentlichen Lebens. Auch in Berufen, wo Kreativität gefragt ist und viel Denkarbeit erforderlich ist, kann Wassertrinken den Fluß der Worte, Gedanken und Entscheidungen spürbar verbessern.

Leben heißt lieben

Lieben können wir erst, wenn wir damit bei uns selbst beginnen. Die Kinesiologie hilft uns dabei! – Beantworten Sie sich, liebe Leser, einmal folgende Fragen:

- Haben Sie sich in den letzten drei Tagen mindestens dreimal täglich selbst zugelächelt?
- Wie hört sich das Zwiegespräch mit Ihnen an? Haben Sie freundliche Worte für sich selbst?
- Geben Sie Ihrem Körper die Nahrung, die er wirklich braucht, oder stopfen Sie ihn täglich mit vielen verschiedenen Geschmäckern voll?
- Können Sie nein sagen, wenn Sie von anderen ständig überbeansprucht werden?
- Was löst das Wort »Selbstliebe« in Ihnen aus? Positive Gefühle?
- Wissen Sie, daß »sich selbst verzeihen« viel schwieriger ist, als anderen zu verzeihen?

Wenn Sie auf einige der Fragen mit Nein antworten müssen, sollten Sie sich einmal Gedanken über Ihre Herz-und-Kreislauf-Energie machen.

»Hauptsache, dem anderen geht's gut!« Diese Aussage haben oft Menschen parat, die sich immer wieder für andere aufopfern und sich selbst dabei vergessen. Sie nehmen sich selbst in allem zurück und wissen nicht, daß sie damit ihren Herz-und-Kreislauf-Meridian blockieren. Im Leben sieht das meistens folgendermaßen aus: Die Liebe, die wir uns selbst nicht geben, suchen wir ständig außen. Wir zerreißen uns für andere (obwohl die das oftmals gar nicht mögen!) und sind enttäuscht, wenn dies nicht entsprechend honoriert wird. Immer zweifeln wir an uns, reden und gehen mit uns selbst entsprechend rüde und lieblos um. Wir sind enttäuscht, weil uns niemand liebt. Immer mehr entfernen wir uns von uns selbst, um noch mehr der »Liebe von außen« nachzurennen.

Folgendes sollten wir uns einmal überlegen: Wieso soll uns

jemand lieben, wenn wir uns selbst nicht lieben können? Was ist denn so liebenswert an einem Menschen, der ein schwaches Selbstwertgefühl hat? Daraus folgt aber auch: Wie können wir wirklich jemanden lieben, wenn wir uns selbst nicht lieben? Egal, wie wir es drehen, wenn wir Liebe tatsächlich erfahren wollen, müssen wir sie uns zuerst selbst zugestehen.

Ich (Do-Ri) kann deshalb darüber schreiben, weil ich selbst diese Erfahrung 27 Jahre lang machen mußte, bis ich sie ändern konnte. Mein Leitspruch war: »Was mich nicht umbringt, macht mich nur härter.« Ich hatte kein freundliches Wort für mich selbst. »Zerrissen« habe ich mich ständig für andere, um Anerkennung und ein bißchen Liebe und Zuneigung zu bekommen. Ich hatte keine Beziehung zu mir und suchte daher Beziehungen verschiedenster Art, aber immer außen. In der ersten kinesiologischen Balance bei Kim erfuhr ich am eigenen Leibe, was Selbstliebe und sich selbst vergeben wirklich heißt. Die Übungen, die ich zu Hause ein paar Wochen regelmäßig turnte, verbesserten die Beziehung zu mir selbst. Dies bewirkte, daß ich mit mir selbst liebevoll umgehen lernte. Freundliche Worte und Gedanken an mich selbst gehören ebenso schon zu mir, wie auch Alleinsein genießen zu können. Ich muß nicht mehr der Liebe nachlaufen, denn ich habe sie selbst für mich bereit. Jetzt erst bin ich in der Lage zu erkennen, wie verschieden sich Liebe im Leben zeigen kann.

Die Kinesiologie gibt uns die Möglichkeit, die Beziehung zu uns selbst zu verändern. In dem Ausmaß, wie wir das tun, ändert sich auch unsere Umgebung. In der Familie wird das Zusammensein harmonischer, wir werden toleranter, wir können den Freiraum des anderen besser respektieren – kurz gesagt: Vieles passiert, was wir uns heute noch gar nicht vorstellen können.

Leben heißt lieben. Lieben können wir erst, wenn wir uns selbst lieben!

Gesundheit wird staatlich verordnet

Ärzte, Heilpraktiker und Krankengymnasten sowie Pflegepersonal sind gesetzlich zum Heilen verpflichtet, und die Krankenkassen zahlen dafür. Ärzte haben den staatlichen Heilauftrag und müssen oft unwillige Patienten therapieren. Ein Mensch »lebt drauflos«, ißt, was er will, raucht, trinkt, ist zuckersüchtig, bewegt sich nicht und wird somit irgendwann krank. Er ist lernunwillig, kommt zum Arzt und bittet ihn, ihn wieder heil zu machen. Zwangsläufig tut der Arzt sein Bestes: Er verschreibt ein Medikament, gibt eine Spritze und rät seinem Patienten, nicht mehr zu rauchen, das fette Essen einzuschränken und sich ein bißchen mehr zu bewegen. Der Mensch sagt: »Jawohl, Herr Doktor!«, verläßt die Praxis und nimmt im besten Fall das verordnete Medikament ein. Ansonsten verändert er gar nichts! Das verstehe ich unter einem unwilligen Patienten! Die armen Ärzte sind verpflichtet, diese Leute zu behandeln. Meistens mit viel Mühe und wenig Erfolg!

Die moderne Medizin leistet Außerordentliches im Bereich der Notfallversorgung. Die Chirurgie und Unfallchirurgie retten täglich vielen Menschen das Leben, und wir können froh und stolz sein, diesen hohen Standard in der medizinischen Versorgung erreicht zu haben.

Vielen Medizinern ist jedoch auch klar, daß die Wissenschaft nur einen geringen Teil zur Heilung eines Menschen beitragen kann. An dem Punkt, wo die Ärzte mit ihrer Kunst am Ende

sind, eröffnen sich dem Patienten durch die Kinesiologie neue Möglichkeiten. Aber ein Problem gibt es dabei zu überwinden. Aus dem unwilligen Patienten muß ein Mitarbeiter werden! Erst dann kann sich etwas verbessern.
Die wissenschaftliche Medizin kann bei vielen kleinen funktionellen Störungen nicht helfen. An dieser Stelle greift die Kinesiologie unterstützend ein. Sie stellt die Brücke, das fehlende Teil (das »Missing link«), zu anderen Disziplinen her.
Doch eines soll uns immer leiten: Bei allen Beschwerden und Krankheiten ist es immer wichtig, zuerst zum Arzt zu gehen! Was er sagt, wird gemacht! Zusätzlich können wir dann herausfinden, was der Patient selbst noch tun kann, um die ärztliche Therapie sinnvoll zu unterstützen.
Das Ganze nochmals mit anderen Worten: Wir wissen, daß die Kinesiologie kein Allheilmittel und auch keine alleinseligmachende Therapie ist. Ein Arzt kann und soll durch sie nicht ersetzt werden. Wir sollen die Kinesiologie vielmehr als Unterstützung zur Selbstheilung und Weiterentwicklung ansehen. Es gibt bereits viele Ärzte, die kinesiologisch arbeiten. Sie können dadurch die Anwendungsgebiete des ärztlichen Bereichs erweitern und effektiver einsetzen. Diese Verbindung ist sehr zu empfehlen.
Ein wesentlicher Unterschied zwischen der wissenschaftlichen und der energetischen Medizin ist der folgende: *Die wissenschaftliche Medizin sieht das Herz als Hauptorgan an.* Alles wird dafür getan, um das Herz vor dem Stillstand zu bewahren. In der Energielehre befindet sich das Herz im Feuerelement. *Für die energetische Medizin ist das Wichtigste die Atmung.* Eine schwache Lungenenergie bringt immer ein schwaches Immunsystem mit sich. In der Energielehre ist die Lunge dem Metallelement zugeordnet.

Wenn wir das Rad der Fünf Elemente betrachten, stellen wir fest, daß das Feuer das Metallelement kontrolliert. Hier zeigt sich ganz deutlich, daß die wissenschaftliche Medizin die energetische kontrollieren will. In der Praxis erleben wir immer wieder, daß viele Ärzte und auch pharmazeutische Konzerne die energetische Medizin samt ihrer Philosophie nicht akzeptieren und schon gar nicht zu ihrer eigenen Sache machen können.

Um auf unser Beispiel zurückzukommen, wo es um Herz und Lunge geht, kommt die wissenschaftliche Medizin an einer Tatsache nicht vorbei: Wenn ein Mensch stirbt, steht zuerst die Atmung still, bevor das Herz nicht mehr schlägt!

Die Verbindung von wissenschaftlicher und energetischer Medizin wird möglich auf der höchsten Energieebene, der Chakra-Ebene. Im Herzchakra ist die Funktion des Luftelements angeordnet. Dort treffen die Herz- und Lungenenergie zusammen.

Wenn die wissenschaftliche und die energetische Medizin den höchsten Blickpunkt einnehmen könnten, würden sie merken, daß sie unbedingt zusammenarbeiten müssen, um wirklich befriedigende Heilergebnisse zu erzielen.

Heilung

Es wird in unserer Zeit sehr viel über Heiler gesprochen. Wie bereits im Kapitel über EM-K gesagt, gibt es aber nur eine Form der Heilung: die Selbstheilung.

Ärztliche Heilkunst ist in der Regel Notfallmedizin. Wenn ein Mensch ernstlich krank ist oder einen Unfall hatte und die Ärzte nicht sofort eingriffen, würde er sterben. Durch den

Einsatz der Schulmedizin wird der Patient jedoch gerettet und erhält dadurch eine Chance, weiterzuleben und im günstigsten Fall aus seiner Krankheit zu lernen. Seine Aufgabe ist es, die Sprache der Krankheit zu verstehen. Wenn die Notfallversorgung abgeschlossen ist und keine Lebensgefahr besteht, müßte jetzt der Arzt zum Lehrer werden. Jetzt bestünde seine Aufgabe darin, den Patienten anzuleiten, sein Problem zu entschlüsseln.

Vor langer Zeit waren Priester und Medizinmann eins. Das heißt, das Amt der seelischen Lebensberatung und medizinischen Versorgung wurde von einer Person ausgeübt. Was diese sagte und verordnete, wurde von den Hilfesuchenden befolgt. In China wurden die Ärzte nur bezahlt, wenn ihre Patienten gesund waren. Das bedeutet, daß auch hier eine enge Zusammenarbeit zwischen Arzt und Patient bestand.

Aus eigener Erfahrung weiß ich, daß viele Patienten keine guten Schüler sind. Denn sie sind lernunwillig, ohne es zu wissen. Diese Lernunwilligkeit beschert uns jedoch Krankheit. In der energetischen Medizin heißt es: Es gibt keine unheilbare Krankheit, es gibt nur unheilbare Patienten. Menschen sind krank, weil sie nicht lernen wollen. Wenn ein Patient sich nicht mit seiner Krankheit auseinandersetzt und nicht die richtige Lehre daraus zieht, kann sich die Krankheit auch nicht von ihm lösen.

Kinesiologie zeigt uns, wo wir starten müssen!

Die Kinesiologie begleitet mich (Do-Ri) seit sieben Jahren durch mein Leben. Ich selbst kann meine Höhen und Tiefen besser wahrnehmen, und wenn es einmal abwärtsgeht, falle ich nicht mehr tagelang in »bodenlose Abgründe«. Durch ein größeres Energiepotential kann ich viele Dinge in meinem Leben erkennen, die ich früher nicht einmal ahnte. Grantig sein, nur nicht lachen müssen – das war *ich* 27 Jahre lang. Durch die Kinesiologie kam ich auch an meine andere Seite heran. Und diese leben und auskosten zu können bringt mehr Frieden und Harmonie in sich selbst. Diese Horizonterweiterung bringt mit sich, daß wir zu vielen Dingen eine andere An- und Einsicht erhalten. Dadurch können wir hinter unseren Entscheidungen wirklich stehen. Wer von uns kennt nicht das Gefühl nach einer Handlung: »Vielleicht wäre es anders doch besser gewesen?«

Wo sollen wir nun beginnen? Um eine stabile Gesundheit wirklich leben zu können, müssen wir dafür auch etwas tun. Es gibt auf dieser Welt so viele Möglichkeiten, sich gesund zu erhalten oder wieder gesund zu werden. Aber das Problem, das viele Menschen haben, lautet: Wo fange ich an? Was soll ich denn aus dem riesigen Angebot auswählen?

Gesunde Ernährung ist gut und hilfreich, den Körper trainieren hält uns fit. Es ist auch gut, wenn wir uns geistig mit beanspruchenden Dingen auseinandersetzen. Allerdings beschränken sich die meisten Menschen nur auf einen Bereich, entweder gesunde Ernährung oder Sport und Körperfitneß oder geistige Dinge.

Wir müssen uns diese Bereiche vorstellen wie ein gleichseitiges Dreieck (siehe die Zeichnungen 7 und 8 am Anfang von Teil II). Balance und gelebte Gesundheit benötigen die gleichmäßige Entwicklung der drei Seiten:

- *Strukturell* steht für sportliche Aktivitäten, für Bewegung und alles Weitere, womit wir direkt auf den Körper einwirken können (Massage, Operationen, Chiropraktik etc.)

- *Chemisch* steht für alles, was wir unserem Körper an Nahrung, Genußmitteln, Medikamenten und sonstigem zuführen.
- *Emotional* steht für die geistigen Dinge, mit denen wir uns beschäftigen. Gelebte und unterdrückte Emotionen sind ebenso vertreten wie alles andere, was wir über unsere fünf Sinne aufnehmen.

Das Dreieck aus der Balance

Wenn wir eine Seite des Dreiecks vernachlässigen, weil sie uns nicht wichtig erscheint, oder wenn wir auf einer Seite »überfokussiert« sind, gerät unser Körper in Imbalance (siehe Zeichnung 15).
Gesunde Ernährung schützt die Organe vor Überlastung. Ebenso wichtig ist sinnvolle Bewegung. Sie stärkt den Körper. So bekommen wir Kraft für geistig anspruchsvolle Dinge, die uns im geistigen Wachstum behilflich sind. Doch wie viele von uns leben nur in einem Bereich? Die einen meinen, gute Ernährung sei alles. Die anderen vertreten die Ansicht, genug für die Gesundheit getan zu haben, wenn sie Sport ausüben und/oder sich massieren lassen. Und all jene, die sich ständig in geistigen Sphären bewegen und ihren Körper vor lauter Studieren vergessen, tun sich auch nichts Gutes an.
Als ich (Do-Ri) vor zehn Jahren ein Reformhaus eröffnete, dachte ich, mit gesunder Ernährung könnten wir alle unsere Probleme lösen. Doch nach zirka eineinhalb Jahren mußte ich feststellen, daß viele Menschen trotz Ernährungsumstellung ihre Beschwerden behalten haben. Kurz darauf lernte ich die Kinesiologie an mir selbst kennen. Durch die Erfahrungen an mir selbst erkannte ich, wie wichtig »das Ganzheitliche« ist.

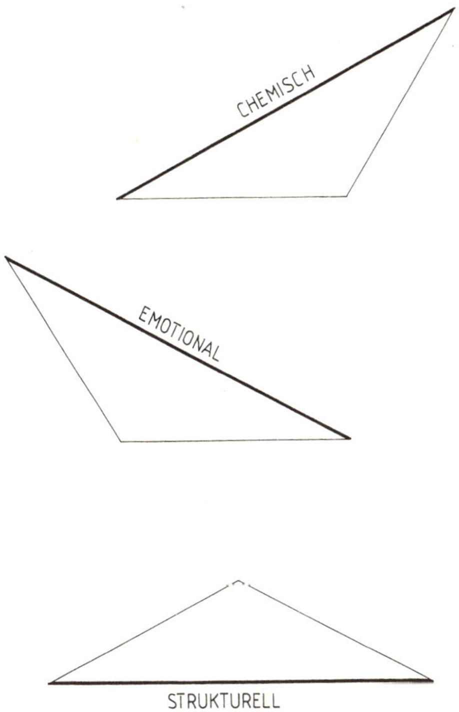

Zeichnung 15: Wenn wir einen Bereich in unserem Leben überbetonen, werden andere, die ebenso wichtig sind, vernachlässigt

Wenn wir unseren Körper nicht trainieren, werden wir trotz gesunder Ernährung immer unbeweglicher. Wenn wir ständig studieren, aber alles mögliche in uns hineinstopfen, werden unsere geistigen Höhenflüge begrenzt sein. Warum setzen wir so wenig von unserem Wissen in die Praxis um? Geistige Verdauungsprobleme können auch körperliche Schmerzen bereiten. Wenn wir uns nach allen Regeln der Kunst gesund ernähren, können wir trotzdem viele Probleme nicht einfach »wegessen«. (Der Körper braucht auch hier die

Bewegung, damit er all die guten Sachen so verdauen kann, daß ihm die Nährstoffe tatsächlich zugute kommen.)
Hier können wir nun ganz leicht erkennen, wie wichtig es ist, sich mit allen drei Seiten, die unser Leben ausmachen, zu beschäftigen. Egal, in welchem Bereich wir bereits den Anfang gemacht haben – die Kinesiologie hilft uns, auch andere Bereiche für uns zu erschließen und unseren Horizont gleichmäßig zu erweitern.

Kinesiologie funktioniert, auch wenn wir nicht daran glauben!

Die Kinesiologie erlaubt uns, Auskünfte über uns direkt vom Körper zu erfahren. Jeder kann sie lernen. Auch Analytiker, die für alles eine genaue Erklärung brauchen, erhalten klare Antworten. Die Kinesiologie ist nichts Mystisches oder Geheimnisvolles oder an irgendeine Glaubensrichtung gebunden.
Wenn wir den Körper schon bemühen und direkt von ihm erfahren, was wir tun sollen, dann müssen wir dies auch wirklich tun! Dies ist eigentlich die einzige »Spielregel«, an die wir uns halten sollten.
Wenn wir wieder mehr das tun, was unser Körper empfiehlt, dann können wir eines Tages auch »Gefühl« wieder zulassen. Viele Dinge begreifen wir plötzlich leichter, und Bereiche öffnen sich vor uns, an die wir zuvor nicht einmal im Traum dachten. Das Dreieck, das aus der Form war, balanciert sich wieder. Wir fühlen uns rundherum wohler, bleiben oder werden gesund, und wir können uns durch die gesteigerte Wahrnehmung dem wahren Wert des Lebens widmen.

Lernen – Unsere Lebensaufgabe

Wenn wir an Lernen denken, kommen uns Begriffe wie Schule, Studium und Lehrzeit in den Sinn. Viele Menschen, die Lernprobleme in der Schulzeit hatten, behalten sie auch darüber hinaus. Die Ansicht, daß mit dem Austritt aus der Schule das Lernen beendet sei, ist weit verbreitet. Dennoch ist das Gegenteil richtig! Mit dem Austritt aus der Schule beginnt das eigentliche Lernen, der sogenannte »Ernst des Lebens«.
Die Schule sollte uns für das Lernen im Leben vorbereiten. Leider wird heute in den meisten Schulen nicht ganzheitlich, sondern analytisch gelehrt. Nicht jeder Schüler kann diese Lernstruktur so nachvollziehen, daß er streßfrei lernt. Das war früher anders!
Im antiken Griechenland wurde Dianoetik, die Lehre vom Lernen bzw. Denken, unterrichtet. Hier war das Gymnasium eine Stätte der Bewegung, des Turnens und des Sports. Lange Zeit war es Tradition, daß mit Lernen immer Bewegung, gymnastische Übungen und Kampfsporttraining verbunden waren. Noch im Mittelalter wurden Ritter nicht nur im Umgang mit der Waffe ausgebildet. Sie erhielten auch Unterricht in Philosophie, Gesangs- und Dichtkunst etc. Doch heute ist die Kombination von Bewegung und Lernen vollkommen in Vergessenheit geraten.
Aus Schulstreß entsteht Lernstreß! Wir müssen unsere eigene Lernstruktur finden und unser Lernbewußtsein entwickeln.
Lernen ist Leben, Leben ist lernen! Solange wir leben, gibt es immer etwas, was wir lernen können. Unser Lernprozeß endet, wenn unsere Geburt zu Ende ist – mit dem Tod. Sind wir lernunwillig, ist das Leben für uns sehr streßvoll. Wir machen

Gott und die Welt für unsere Situation verantwortlich und fragen nicht, welche Erfahrungen wir aus einer entsprechenden Situation für unser weiteres Leben ziehen können.
Es ist nicht Dummheit, wenn wir einen Fehler machen. Dummheit ist es, denselben Fehler ein zweites Mal zu machen. Wenn wir Streß mit dem Lernen haben, ziehen wir aus unserem Leben keine Erfahrung, und wir machen immer wieder die gleichen Fehler. Wir laufen ständig gegen eine Wand, ohne zu realisieren, daß wir diese selbst aufgestellt haben. Mit der Zeit verlieren wir unser Selbstwertgefühl.
Wenn wir lernunwillig sind und mehr unsere Neigungen als die Pflichten leben, schalten sich verschiedene Energien im Körper ab. Wird dieser Zustand chronisch, entsteht eine Imbalance, die zu einer Krankheit wird. Kehren wir nicht um, wird die Krankheit bzw. der Patient unheilbar. Aus solch einer Sackgasse zu finden ist ein schwieriger Prozeß. Wenn wir uns klarmachen, daß wir aus allen Situationen des Lebens aktiv lernen können, ersparen wir uns in der Regel größere Krankheiten und »Katastrophen«.
Streß mit dem Lernen im Leben bedeutet, Neues nicht annehmen und ungewohnte Wege nicht gehen zu können. Wir halten Bekanntes und Gewohntes aufrecht und verbrauchen damit unsere ganze Energie. Neues wird dann grundsätzlich abgelehnt, denn schließlich fehlt uns die Kraft zur Konfrontation. Bei vielen Jugendlichen ist dieses Verhalten ein Grund für ihre »Null-Bock«-Einstellung.
Wenn wir EM-K oder andere kinesiologische Übungen regelmäßig anwenden, erhöht sich unsere Lernbereitschaft wesentlich. Es wird zunehmend leichter, Wege aus unserem automatischen Streßverhalten zu finden. Gesundheit muß erarbeitet werden!

Kinesiologie unterstützt Kinder beim Lernen

Wenn Kinder zu ihrer täglichen Pflicht – dem Schulbesuch – gerufen werden, beginnt in vielen Familien schon am Morgen die Hektik und Mißstimmung. Die Mutter muß darauf achten, daß das Kind rechtzeitig zur Schule kommt. Das bringt oft den täglichen Kampf um das Aufstehen und Fertigwerden mit sich. Das Kind trödelt möglicherweise herum, spielt beim Frühstück und vergißt vielleicht sogar, die richtigen Bücher in die Schule mitzunehmen. Die Mutter ist also bereits vom Aufstehen bis zum Verlassen der Wohnung großer Belastung ausgesetzt.
Für das Kind geht es in der Schule weiter. Die Unterrichtsfächer wechseln stündlich, kurze Pausen sind dazwischen. Aber wie werden sie genutzt? Meistens nicht so, daß der Schüler energetisch aufgeladen in der nächsten Runde konzentriert mitarbeiten kann.
Es ist allgemein bekannt, daß mit fortschreitender Unterrichtsstunde die Konzentration nachläßt. Die Aufmerksamkeit ist irgendwo, nur nicht bei der Sache. Energetisch bietet sich folgendes Bild, wenn die Konzentration nachgelassen hat:

1. Abgeschaltete Augen-Energie: Das Kind kann durch Lesen im Buch oder durch Abschreiben von der Tafel nicht mehr wirklich die Informationen aufnehmen. Abschreibfehler werden gemacht, obwohl sich das Kind sehr bemüht (bemühen bedeutet »sich mühen«).
2. Abgeschaltete Ohren-Energie: Das Kind kann nur noch *zu*hören. Das heißt, die Informationen vom Lehrer gehen zum einen Ohr hinein und zum anderen wieder hinaus. Die Verarbeitung durch das Gehirn findet nicht statt. Dazu müßte das Kind nämlich *hin*hören können.

3. Abgeschaltete Gehirnhälften sind ein Hinweis auf die Vorliebe für oder Abneigung gegen ein Unterrichtsfach. Sie erklären, warum ein Kind z. B. in Turnen, Musik und Zeichnen gut ist, jedoch mit Mathematik, Sprachen und anderen Unterrichtsfächern große Schwierigkeiten hat. In diesem Fall arbeitet das Kind hauptsächlich mit der intuitiven Seite. Die Analytik fehlt und somit das logische Denken. Wenn die Funktionen der analytischen Seite gebraucht werden, zeigt sich diese Imbalance. Konzentrationsprobleme, Unlust, Müdigkeit, Tränen, Schlafprobleme, Nervosität usw. stellen sich ein.

Durch die »schlechten Leistungen« in der Schule geht die Anspannung zu Hause weiter. Die Eltern wollen dem Kind helfen, Nachhilfestunden, Einreden auf das Kind, zusätzliches Üben, Drohungen, Versprechungen – alle Geschütze werden aufgefahren, bezeichnenderweise oft nur mit mäßigem Erfolg. Für die Eltern ist es belastend, ein »lernbehindertes« Kind zu haben, das sich sonst ganz normal entwickelt. Nur wenn es um die Schule geht, tauchen die Probleme auf. Die Mutter ist meistens schon mit den Nerven am Ende, wenn der Vater nach Hause kommt. Stundenlanges Aufgabenschreiben zermürbt auch sie. Zusätzlich kommen die Bedürfnisse des Kindes (spielen, Freunde besuchen usw.) zu kurz. Das mühsam Gelernte ist am nächsten Tag bei der Prüfung vergessen. Die schlechten Noten frustrieren immer wieder, das Kind ist einer ständig wachsenden Belastung ausgesetzt.
Ich kenne Kinder, die sich recht und schlecht von Ferien zu Ferien gebracht haben. Die Zeit dazwischen war meistens ein Leben in Anspannung, Angst, Verzweiflung und Resignation.
Was können wir tun? Um uns wirklich voll und ganz auf

unsere Tätigkeiten konzentrieren zu können, müssen wir unsere beiden Gehirnhälften sowie Augen und Ohren »einschalten«. Wir können mit ganzer Aufmerksamkeit spielend leicht unsere Aufgaben erledigen, wenn wir unsere Energie unterstützen. Die Bewegungsübungen aus EM-K helfen uns und unserem Kind, unsere Pflichten leichter zu erfüllen.

Mit EM-K Prüfungen leichter bestehen

Wenn sich das Schuljahr zu Ende neigt und die letzten Prüfungen bevorstehen, entsteht oft in der ganzen Familie Streß. Bei Entscheidungsprüfungen ist die Anspannung besonders groß. Für Kinder und Eltern bringt diese Zeit oftmals Angst, Ärger, Sorgen und übermäßigen Einsatz mit sich. Die Vorstellung, daß das Kind wegen einer Nachprüfung die ganzen Ferien lernen muß, spornt es zu Höchstleistungen an. Doch am Ende des Schuljahres fehlt die Energie für den »Endspurt«. Fehlende Energie muß durch Kraft ersetzt werden! Das heißt, die Kinder bringen den dreifachen Einsatz, um ein bißchen Leistung zu erhalten. Oftmals gelingt dieses Vorhaben nicht. Mühsam Gelerntes ist bei der Prüfung vergessen, oder die Kinder sind gar nicht in der Lage, sich auf das Lernen zu konzentrieren.
Das muß nicht so sein! Selbst jetzt ist es noch nicht zu spät! Oftmals bereiten nur ein oder zwei Gegenstände Schwierigkeiten. Der Muskeltest zeigt uns, wo es klemmt und was wir dafür tun können. Durch die Kinesiologie können wir uns für das Lernen einschalten. Spezielle Übungen, die wir vor dem Lernen und vor den Prüfungen machen, schalten unsere Gehirnhälften ein. Dadurch sind wir viel ruhiger und können uns leichter konzentrieren. Bei der Prüfung sind wir gelassener,

behalten den Überblick und können mit einer positiven Note rechnen.
Kinesiologische Übungen helfen, unser Lernpotential zu erhöhen und streßfrei einzusetzen. Sie nehmen uns nicht das Lernen ab! Nur die Übungen machen und nichts lernen führt nicht zum Ziel. In diesem Fall können wir zwar gelassener dem Zeugnis entgegensehen, aber die Hürde selbst haben wir nicht gemeistert ...

Handschrift und Körperhaltung

Unsere Handschrift und die Haltung, die wir beim Schreiben einnehmen, geben Aufschluß über unseren Energiehaushalt und die Koordinationsfähigkeit. Schreiben ist ein ganzheitlicher Prozeß. Wenn ein Muskel oder eine Sehne im Unterschenkel nicht in der Balance ist, wirkt sich das im Schriftbild aus.
Wenn wir einem Menschen begegnen, der zwar eine wunderbare Ausstrahlung besitzt, jedoch eine krakelige Schrift hat, sollten wir dies einmal hinterfragen. Die Erfahrung zeigt, daß sich ein Schriftbild *sofort* verändert, wenn wir den Bewegungssinn des Körpers durch Übungen unterstützen.
Schriftproben zeigen deutlich die Wirkung der kinesiologischen Übungen. Die nachfolgenden Schriftproben geben dem Leser einen sichtbaren Eindruck, wie schnell durch die richtigen Übungen Veränderungen eintreten. Zu beachten ist nicht nur die Schrift, sondern auch der Text und die Menge des Geschriebenen. Zwischen »vorher« und »nachher« liegen zirka 45 Minuten. Dazwischen erfolgte eine kinesiologische Balance durch Übungen.

vorher

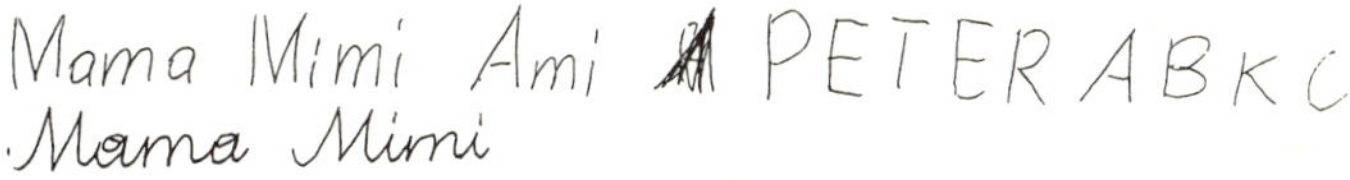

nachher

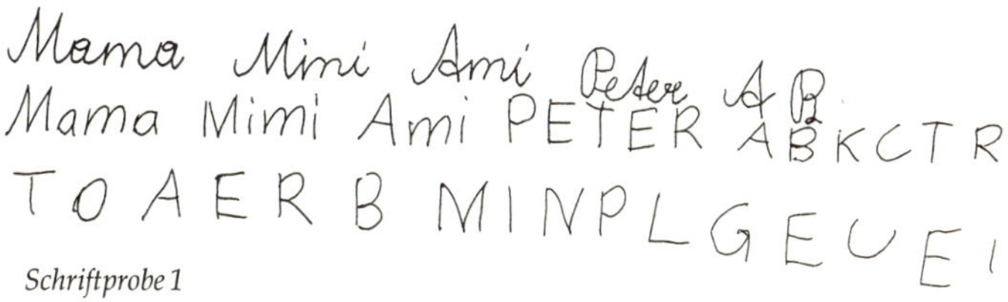

Schriftprobe 1

vorher

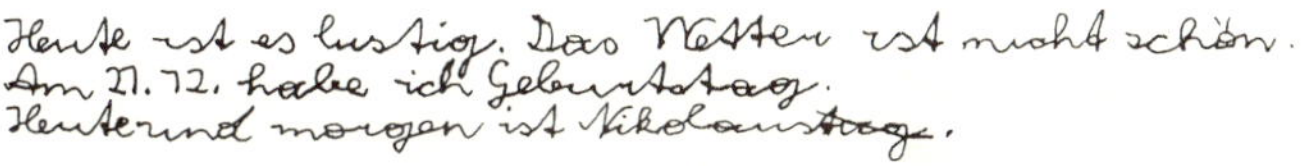

nachher

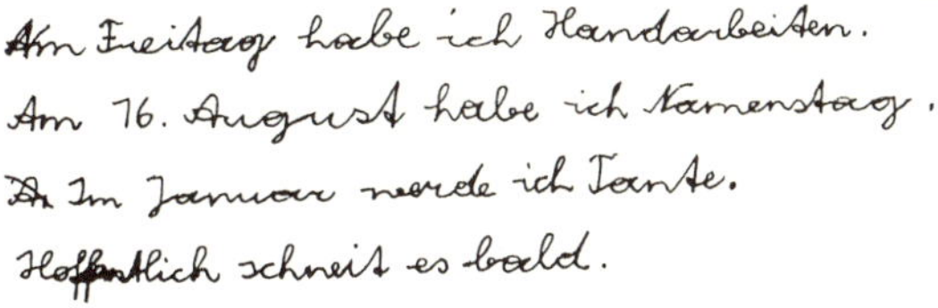

Schriftprobe 2

vorher

Ich spüle gerne
Heute ist es neaum.
In meinen Zammer ist es kalt.
Ich ~~sp~~ spiele am ~~&~~ liebsten.
Ich mache die Aufgabe

nachher

Ich spiele gerne.
Heute ist es warm.
In meinen Zimmer ist es kalt.
Ich spiele am liebsten.
Ich mache die Aufgabe.

Schriftprobe 3

vorher

Ich gehe fort, ich bin da, ich bin dort,
was mache ich jetzt, du bist da, morgen gehe
ich einkaufen, heute ist Donnerstag,

nachher

ich gehe fort, ich bin da, ich bin dort,
was mache ich jetzt da bist du, morgen gehe
ich einkaufen, heute ist Donnerstag,

Schriftprobe 4

vorher

Der alte Löwe

Es war einmal ein Löwe, der war alt und müde.
Er konnt die Tiere nicht mehr jagen. Da legte er sich in
eine Höle und jamerte: „Ich bin so kranck, ich sterbe
bald" Viele Tiere gingen neugirig in die Höle hinein.
Da konnte sie der Löwe, die Tiere leicht fresen.

nachher

Der alte Löwe

Es war einmal ein Löwe, der war so alt und müde.
Er konnte die Tiere nicht mehr jagen.
Da legte er sich in eine Höhle und jammerte: „Ich bin so
krank, ich sterbe bald."
Viele Tiere gingen neugirig in die Höhle
Da könnte sie der Löwe leicht fressen.

Schriftprobe 5

vorher

Mir ist nicht gut. Mir ist schwindlich. Ich bin krank. 8 ist eine gerade Zahl. 9 ist eine
ungerade Zahl. Birgits Haare sind lang. Kerstins Haare
sind kurz.

nachher

Ich bin müde. Es ist sehr lustig. Mir geht es gut.
Ich freuhe mich auf Sonntag. Da mußz ich nicht lernen.
A a A F I K

Schriftprobe 6

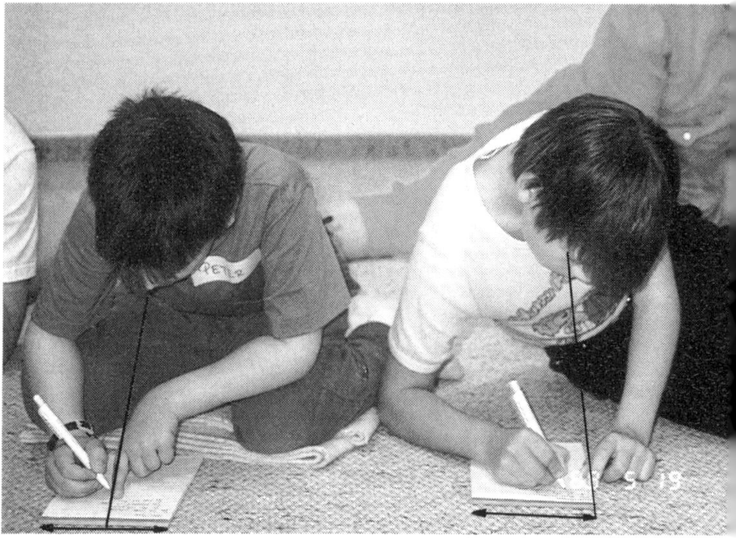

Bild 17: Die Haltung der schreibenden Kinder
Der rechte Junge zeigt durch seine Körperhaltung, daß er Streß hat, die *Mittellinie zu überqueren.* Er bringt seine Körper- und Kopfhaltung in solch einen Neigungswinkel, damit er beim Schreiben die Augen nicht von links nach rechts bewegen muß, sondern im rechten Sehfeld bleiben kann. Diese Haltung erlaubt ihm, die Mittellinie nicht überqueren zu müssen, daher keine Gehirnintegration.

Der linke Junge ist durch seine Sitzhaltung in der Balance, hat sein Heft fast in der Mittellinie liegen und überquert dadurch beim Schreiben die Mittellinie. Das Überqueren der Mittellinie mit den Augen ist wichtig, denn dadurch findet Gehirnintegration statt, und wir schreiben und lesen streßfrei.

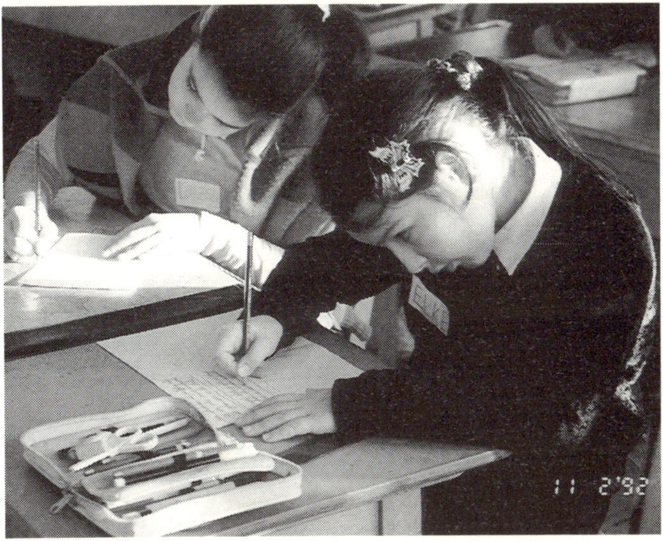

Bild 18: Die Haltung beider Mädchen zeigt die »Mühe«, die sie beim Schreiben haben; je schiefer das Heft beim Schreiben liegt, desto mehr Streß ist bei dieser Tätigkeit vorhanden

Ernährung – Das große Thema

Ratlosigkeit! Das Angebot an den verschiedensten Ernährungsempfehlungen wird immer größer, und die Verunsicherung wächst. Täglich erscheinen neue Meldungen über Umweltverschmutzung und bestimmte Stoffe in unserer Nahrung, die dort absolut nicht hineingehören. Es gibt die widersprüchlichsten Empfehlungen, was wir unbedingt essen sollen oder was wir auf keinen Fall essen sollten, welche Diät die richtige für uns ist und welche Ergänzungsstoffe wir noch zusätzlich benötigen. In diesem Dschungel der Ernährungsempfehlungen bilden sich verschiedene Gruppen, die meist total entgegengesetzte Auffassungen vertreten.

Bisher wurden der Allergieaspekt der Ernährung und der Aspekt der Organ-Energien, sprich Akupunkturmeridiane, in den Ernährungsempfehlungen allerdings kaum beachtet.

Viele Menschen spüren, daß sie in ihrem Leben etwas ändern müssen. Wo beginnen sie? Natürlich bei der Ernährung! Warum eigentlich? Es ist hochinteressant, daß alles, was mit Ernährung zu tun hat, ein brisantes Thema ist und stets von hoher Aktualität bleibt. Wenn wir uns um unsere Ernährung »intensiv« kümmern, brauchen wir nämlich fast nichts anderes mehr tun. Es gibt Menschen, die den halben Tag mit Einkaufen und Essenszubereitung verbringen. Weitere Beschäftigung bringt dann noch das Belehren anderer Menschen. Es geht sogar so weit, daß Ernährung zu einem Glaubensbekenntnis wird. »Absolut nur das und sonst nichts anderes!« ist die Devise. Die »Prediger« sind mit der Ernährung so ausgelastet, daß sie eigentlich zu nichts anderem mehr kommen. Diese Tätigkeit schafft für sie in ihrem tiefsten Inneren auch die Befriedigung, für sich und die Umwelt etwas getan zu haben.

Hat ein Mensch nun beschlossen, seine Ernährung zu ändern, steht er schon vor dem ersten Problem! Oft weiß er nicht, wie er damit beginnen soll. So sammelt er Erfahrung mit irgendeiner Ernährungsmethode, und damit beginnt der Streß. Die meisten Menschen glauben, je streßvoller die Umstellung ihrer Ernährung ist, desto besser sei die Wirkung. So werden Nahrungsmittel sehr bald zur bitteren Arznei.

Mir geht es nicht darum, eine neue Diät oder ein neues Dogma zu postulieren. In meinem Buch *Richtig essen zur richtigen Zeit* (Knaur-Tb. 6014) will ich aufzeigen, warum wir bestimmte Nahrungsmittel nur zu bestimmten Zeiten essen sollen. Der physiologische Ablauf (das Zusammenspiel unserer Organe und Organfunktionen) in unserem Körper wird durch richtiges Essen zur richtigen Zeit unterstützt. Wir fördern ihn in seinem Bemühen, sich selbst zu heilen.

Verschiedene Vorschläge sind neu und fordern sicher Gedanken und Emotionen heraus. Doch eines ist gewiß: Es kann sich in unserem Leben nur etwas ändern, wenn wir Gelesenes in die Praxis umsetzen. Mein Wunsch ist es, nicht zu weiteren Diskussionen beizutragen, sondern jeden Menschen zum Handeln aufzufordern. So ganz nach der Devise – einfach zwei bis vier Wochen anwenden und sehen, was passiert, oder was passiert, wenn wir wieder zum »Normalen« zurückkehren.

Der bekannte Ausspruch des Sokrates, daß wir nicht leben, um zu essen, sondern essen, um zu leben, ist zwar durchaus Teil des Allgemeinwissens, wird aber als Handlungsmaxime viel zuwenig beachtet.

Unser heutiges Essen hat so viele Variationen, daß sie uns nur teilweise bewußt sind. Das Spektrum reicht von der Nouvelle cuisine bis hin zur Vollwertkost. Das Essen wird auch zur emotionalen Balance verwendet und als Seelentröster mißbraucht. Zu erwähnen sind die verschiedenen Diäten, ihre unterschiedlichen Betrachtungsweisen und Zielsetzungen: schlank sein, gesund sein, straffe Haut haben, fit fürs Skifahren sein, die richtige Bikini- und Badehosenfigur haben und vieles mehr. Mit diesen und ähnlichen Schlagzeilen werden wir immer wieder auf eine neue, bessere, mehr Erfolg versprechende Diät aufmerksam gemacht. Aber in diesem Moment tritt ein anderer Streß ein: der Streß nämlich, eine bestimmte Diät auch einhalten zu müssen.

Wir können uns vieles erleichtern, wenn wir uns an die von den Organen vorgegebenen Verdauungszeiten halten und so mit dem physiologischen Ablauf im Körper in Einklang sind. Aus der Kinesiologie wissen wir, daß eine Balancemethode – in unserem Fall eine Ernährungsempfehlung – immer so sein sollte, daß sie unseren Körper unterstützt. Selbst die beste Balancemethode sollte unseren Körper nicht in Streß versetzen. Oft ist der Streß mit der Einhaltung einer Diät jedoch größer als der, den wir vorher mit der falschen Ernährung hatten.

Neben der Ernährung gibt es eine Reihe wichtiger Dinge, die ebenfalls einer Balance bedürfen! Hierzu gehört insbesondere unsere emotionale Situation. Auch die Wahrnehmung unseres Denkens, Handelns und Tuns bedarf größerer Aufmerksamkeit. So können wir feststellen, was wir im Laufe des Tages alles an Aktionen bewirken. Was wir brauchen, ist eine vernünftige Einstellung und eine Balance zu allen Dingen. Dazu zählt auch ein balanciertes Verständnis für die Ernährung.

Der eine sagt: Die Ernährung nach Dr. Bruker ist die beste. Der andere schwört auf Makrobiotik. Ein anderer sagt: Trennkost muß sein. Wichtig ist, daß wir die verschiedenen Diäten als Therapiemöglichkeit begreifen! Wir können durch kinesiologische Tests dann sehr genau beispielsweise folgendes herausfinden:

- Welche Therapie braucht der Körper?
- Wie lange braucht er sie?
- Wann müssen wir die Therapie wieder verändern?

Interessant zu beobachten ist auch, wie »allergisch« manche Menschen in ihrem emotionalen Verhalten reagieren, wenn sie auf ihre Ernährungsweise angesprochen werden. Wie sieht es in dieser Hinsicht bei Ihnen persönlich aus?

Allergien und Nahrungsmittel

Die Allergie ist eine übermäßige Reaktion des Immunsystems auf normalerweise harmlose Substanzen wie Pollen, Tierhaare, Hausstaub, Nahrungsmittel usw., die zu unangenehmen Symptomen wie Haut-, Augen- und Nasenreizung oder Entzündungen, Heuschnupfen und Verdauungsstörungen führen können. Zu den wichtigsten Allergien gehören die allergischen Reaktionen auf Nahrungsmittel.
Allergien werden häufig durch Ernährung, Umwelteinflüsse und chemische Reize ausgelöst. Die Bereitschaft dazu beginnt allerdings schon viel früher! Die Möglichkeit, eine Allergie zu bekommen, besteht immer, wenn uns nur wenig Energie (Lebenskraft) zur Verfügung steht. Folgende Störungen im energetisch funktionellen Bereich führen zur Allergie:

1. Imbalance mit der Atmung (Atemreflex),
2. der verlangsamte Fluß der Rückenmarksflüssigkeit,
3. Unausgewogenheiten in der Wirbelsäule,
4. fehlende Gehirn-Integration,
5. fehlende Herz-Integration.

Zu diesen fünf allgemeinen Kriterien kommen noch andere hinzu, die aber von Person zu Person verschieden sind. So haben etwa 92 % der Bevölkerung Pilze im Darm. Sie stören das Gleichgewicht der Darmflora erheblich und erhöhen so die Neigung zu Allergien.

Allergien im funktionellen Bereich begleiten uns das ganze Jahr. Es beginnt mit der Frühjahrsmüdigkeit, denn im Frühling kommen die ersten Pollenallergien. Im Sommer wird daraus die Sonnenallergie. Im Herbst kommen durch Wetterumstellung die ersten Schnupfen- und Husteninfekte. Dann haben wir die Grippe. Es gibt die Vorweihnachts-Grippe, die Nachweihnachts-Grippe, und dann geht es wieder von vorne los mit der Frühjahrsmüdigkeit. So wandern wir friedlich mit den verschiedenen Allergien durch die einzelnen Jahreszeiten.

Die Nebennieren: Ein wichtiger Faktor!

In erster Linie ist der Konsum von Süßigkeiten, Kaffee, Alkohol und Zigaretten indirekt für ernährungsbedingte Allergien verantwortlich. Diese Suchtauslöser bringen die Nebennieren aus der Balance. Die Aufgabe der Nebennieren ist die Steuerung der Streßhormone.

Was passiert im Körper, wenn wir z. B. Kaffee trinken? Der Körper wehrt sich gegen bestimmte Stoffe, die im Kaffee enthalten sind. Dazu mobilisiert er aus den Nebennieren zusätzliche Energie. Dies ist der Grund, warum wir nach dem Kaffeetrinken so schön munter sind.

Wenn wir regelmäßig und übermäßig die obengenannten Stimulanzien zu uns nehmen, lebt der Körper eine »Abwehrhaltung«, er steht unter permanentem inneren Streß. Dadurch wird unser Energiepotential verringert. Damit ist zum einen der Grundstein für ein schwaches Immunsystem gelegt, und zum anderen nimmt das automatische Streßverhalten immer mehr zu.

Mit dem Wort Allergie verbinden wir immer Hautausschlag, laufende Nase, geschwollene Augen, Juckreiz am ganzen Körper usw. Daß Tomaten Allergien auslösen können, ist bekannt. Weniger bekannt ist allerdings, daß durch dieses Gemüse auch die Emotionen sprießen!

Die meisten Menschen wissen nicht, daß viele Verhaltensweisen ebenfalls allergische Reaktionen, sogenannte »versteckte Allergien«, sein können. Dem aufmerksamen Beobachter fällt auf, daß sich z. B. nach dem Genuß eines bestimmten Nahrungsmittels immer wieder das Verhalten auf emotionaler Ebene ändert: Kinder werden übermotorisch. Wir selbst neigen zu Handlungen, bei denen wir uns nachher fragen: »Wie konnte ich nur so reagieren?«

Damit der Begriff versteckte Allergie den Leser nicht verwirrt, will ich ihn wie folgt definieren: Versteckte Allergie (klinisch nicht nachweisbar) ist »falsche Offenheit«. Falsche Offenheit ist die fehlende Struktur der Ehrlichkeit zu sich selbst und fehlende Sanftheit.

Falsche Offenheit entsteht, wenn wir unseren Neigungen immer mehr nachgeben nach dem Motto: »... noch eine Zigarette, noch ein kleiner Schokoriegel – schließlich gönnt man sich ja sonst nichts.« Hier sind wir an jenem Punkt angelangt, der die Nebennieren zu dauernder Höchstleistung treibt, energetische Imbalancen im Körper auslöst und den Allergien Tür und Tor öffnet.

Phobien *zeigen sich durch*	**Süchte** *Auslöser/ Auswirkung*	**Falsche Offenheit und** *(Versteckte Allergie) zeigt sich durch*	**Allergien** *Klinisch nachweisbar*
Depression	Ernährung	grelle Farben	verstopfte Nase
Aggression	Süßigkeiten	Kleidung	Hautausschlag
unrationale	Kaffee	Schmuck	Asthma
Ängste	Zigaretten	Musik	geschwollene
Befürchtungen	Kaufsucht	Wohnungseinrichtung	Augen
schlechte Träume	übertriebenes	Design	etc.
Verzagtheit	Sexualleben	Werbung	
	Alkohol	Kunst	
	Medikamente	Lernprobleme	
	Drogen	Übermotorik	
		auffälliges Verhalten	
		Null-Bock-Einstellung	

Tabelle 3: Phobien, Süchte und Allergien – Das Dreigespann

Auf der ersten Stufe ist häufig eine Beeinträchtigung der Atmung zu beobachten. Folge davon sind verschiedene Imbalancen im Energiesystem, das Immunsystem wird noch mehr geschwächt. Der Körper ist somit nicht mehr in der Lage, seine Selbstheilungskräfte einzusetzen. In diesem Zustand antwortet der Körper jetzt mit einer übermäßigen Reaktion auf normalerweise verträgliche Stoffe und Nahrungsmittel. Das Stadium einer sicht- und spürbaren Allergie ist erreicht!

Dieser Prozeß braucht eine gewisse Zeit, bis sich eine Allergie zeigt. Auf dem Wege der verschiedenen Stufen geschehen natürlich noch andere Dinge.

Wenn sich eine Imbalance im energetischen Haushalt verdichtet, äußert sich das durch verschiedene Verhaltensweisen, Müdigkeit, Wetterfühligkeit und Atembeschwerden. Bestimmte Dinge, die man immer mochte, will man plötzlich nicht mehr etc. Phobien, schlechte Träume und Infektanfälligkeiten sind ebenfalls Anzeichen für Störungen im funktionellen Bereich. Wenn dieser nicht in der Balance ist, neigen wir schnell zu Krankheiten. Es kann aber auch sein, daß wir praktisch von einem Tag zum anderen vielerlei Beschwerden haben – wie der Patient, der zum Arzt kommt und sagt: »Herr Doktor, seit Jahrzehnten bin ich der gesündeste Mensch überhaupt, und seit gestern habe ich alles auf einmal!«

Die Statistik der Allergien

Historisch betrachtet, gibt es sehr anschauliche Zahlen, die uns zu denken geben sollten: 1930 hatten 1 % der Bevölkerung Allergien, zur Zeit sind es 45 %, und die Prognosen für das Jahr 2000 gehen auf 100 % zu.

Der ständig steigenden Zahl der Allergiker wird auch Rech-

nung getragen! Das heißt, daß die Nahrungsmittel, die Kunst, die Musik, die Kleidung, die Farben und überhaupt alles, was in unserer Welt besteht, den Allergien des Konsumenten entsprechen müssen. Alles, was entsteht, muß dem Energiebild des Allergikers angeglichen sein!
Die diesbezügliche Meinung einer Schulleiterin – »Mit den Kindern wird es von Jahr zu Jahr schlimmer« – unterstreicht dieses Bild. Den Pädagogen sind Lernauffälligkeit, langsames Lernen, Übermotorik und Lernschwierigkeiten nur allzugut bekannt.
Es gibt eine Aussage, die so oder ähnlich bestimmt schon jeder in seinem Bekanntenkreis hörte: »Was ihr da immer redet über die Esserei und die Allergien! Damit habe ich überhaupt keine Probleme. Alles, was mir schmeckt, esse ich! Alles, was mir schmeckt, bekommt meinem Körper!« Wenn wir diese Aussage hören, haben wir es sehr häufig mit einem hochgradigen Allergiker zu tun. Es ist interessant, zu beobachten, was die betreffende Person ißt. Vielfach zeigt sich dann, daß es nur ganz spezielle Dinge sind. Aber wenn wir nur eine Komponente aus der täglichen Nahrung entfernen, dann aufgepaßt! Es wird meistens eine sehr lautstarke Reaktion der betroffenen Person geben.
Allergien engen unseren Blickwinkel ein. Das gilt in erster Linie im Hinblick auf die Ernährung. Die typische Frage lautet dann: »Wovon soll ich mich dann überhaupt noch ernähren?« Wenn wir eine energetische Allergie haben, wählen wir genau das aus, was unsere Allergie benötigt. Ein Allergiker ernährt die Allergie, nicht den Körper! Beobachten wir uns doch selbst einmal!

Die Lebensmittel werden von den Chemikern auf ihren Gehalt an Inhaltsstoffen hin analysiert. Diese Analyse wird den Ernährungswissenschaftlern vorgelegt. Aufgrund der vorliegenden Analyse sprechen sie eine Empfehlung aus über eine sinnvolle Zusammensetzung der täglichen Ernährung. Der Aspekt der Allergielehre bleibt dabei in der Regel aber unberücksichtigt.

Die ärztlich feststellbaren Allergien beziehen sich immer auf ganz spezifische Stoffe – z. B. Pollen, Tierhaare, Hausstaub, Schimmel und natürlich auch Lebensmittel. Wenn ein Organismus auf ein bestimmtes Lebensmittel sensibel geworden ist, dann ist die Krankheit (die Allergie) bereits eingetreten.

Verschiedene Nahrungsmittel sind geradezu prädestiniert, Allergien auszulösen. Für die Zukunft ist es daher wichtig, mit der richtigen Ernährung bereits vorbeugend auf unsere Gesundheit einzuwirken. Zusätzlich brauchen wir präventive Strategien, wenn uns die schon sichtbare Allergiewelle nicht überrollen soll. Die Stärkung des Immunsystems bedeutet mehr als nur die Stärkung der physischen Gesundheit! Wir werden auch streßstabiler und konfrontationsfähiger.

Wer wenig Energie hat, muß auf alles reagieren! Wer viel Energie hat, kann sich erlauben, einen ruhigen Standpunkt einzunehmen. Er handelt aus der Ruhe heraus. Er kann abwarten und sich in Geduld üben. Er muß nicht mit Aktionen seine Umwelt stressen, denn er ist den Situationen gewachsen.

Das erreichen wir, wenn wir uns im Sinne der Allergologie in Übereinstimmung mit unserer Energie und der prophylaktischen (vorbeugenden) Medizin richtig ernähren.

Mit Hilfe der Kinesiologie ist es möglich, zusätzlich ein individuelles Übungsprogramm zur Stärkung des Immunsystems zusammenzustellen. Mehr zum Thema Ernährung, Ernährungsvorschläge und Übungen für besseres Verdauen finden Sie in meinem Buch *Richtig essen zur richtigen Zeit* (Knaur-Tb. 76020).

Do-Ris Erlebnis mit einer versteckten Allergie

Während meiner Edu-K-Ausbildung lernte ich auch, daß Paprika, Tomaten und Erdbeeren Allergien im emotionalen und körperlichen Bereich auslösen. Ich konnte es einfach nicht glauben, denn gerade diese Nahrungsmittel standen auf meinem täglichen Speiseplan. Ich hatte meiner Meinung nach keine Spur von Allergie. Daher aß ich diese Dinge weiter.

Eines Tages bemerkte ich, daß ich schon sechs Wochen von den besagten Nahrungsmitteln nichts gegessen hatte. Durch die Edu-K-Übungen konnte ich die Dinge lassen, ohne daß es mir schwerfiel. Ich hatte einfach kein Verlangen mehr danach. Nach etwa einem halben Jahr der »Abstinenz« war ich bei einer Freundin zum Abendessen eingeladen. Dort aß ich Salat – bestehend aus Paprika, Tomaten, grünen Bohnen und Thunfisch. Ich dachte: »Jetzt seh' ich mir an, was an dem Ganzen wirklich wahr ist.« Mit Genuß aß ich den Salat, er schmeckte mir ausgezeichnet, und ich langte reichlich zu. Zum Abschluß des Dinners gab es noch Erdbeeren mit Schlagsahne. Ja, auch das schmeckte mir!

Der Tag danach: Am nächsten Morgen war mir beim Aufstehen recht eigenartig zumute. Ich hatte keine körperlichen Beschwerden. Aber meine Stimmung war nicht sehr günstig. Dies zeigte sich erst richtig, als ich mit meinen Kunden und

Mitarbeitern sprach. Ich war aggressiv, ungeduldig, schnippisch, böse, verspürte aufsteigende Wut – und das alles, obwohl es von außen her überhaupt keinen Anlaß dazu gab. Ich fragte mich ständig selber: »Was ist denn nur los?« Das launenhafte Verhalten kannte ich an mir von früher. Pausenlos fiel ich von einer Stimmung in die andere, und das jahrelang. Ich lebte damit, ich sah es als einen Teil meiner Persönlichkeit. Doch diesen Zustand »verlor« ich irgendwann durch meine täglichen Edu-K-Übungen. Aber plötzlich war es wieder da – und mein Verhalten kam selbst mir sehr eigenartig vor.

Erst am Nachmittag brachte ich alles mit dem Abendessen in Zusammenhang. Die Geschichte war in kurzer Zeit überstanden, da mir Kim Übungen verordnete, die mich schnell wieder in die Balance brachten.

TEIL IV

Anwendungsgebiete der Kinesiologie

Die Kinesiologie hilft uns gesund zu sein

Wohl jeder Mensch will gesund sein. Die Frage ist jedoch, ob unser Körper in der Lage ist, das auch zu können! Wenn wir mit dem Muskeltest den Körper fragen: »Ich will gesund sein«, antwortet er in der Mehrzahl der Fälle mit Nein. Das bedeutet nur, unser eigenes Energiepotential ist so niedrig, daß unser Körper seine Selbstheilungskräfte bei Bedarf nicht aktivieren kann.
Die Folge ist, daß wir gegenüber Reizungen von außen anfälliger sind. Zweimal jährlich mit einer Grippe im Bett liegen ist normal, Heuschnupfen im Frühjahr gehört fast zum guten Ton, und an die Kopfschmerzen, die uns regelmäßig plagen, haben wir uns auch schon längst gewöhnt. Wir geben allem möglichen die Schuld. Das Wetter und andere Dinge, z. B. die Umweltverschmutzung, machen wir für unser Nichtwohlfühlen oder Kranksein verantwortlich. (Selbst wenn wir an dieser Betrachtung festhalten, müssen wir uns klar eingestehen, daß wir beispielsweise die Umweltverschmutzung selbst verursachen.) Dies sind jedoch nur die Auslöser für unsere Symptome. Die Ursache liegt darin, daß unser Körper nicht immer in der Lage ist, gesund sein zu können.
Nicht krank sein ist noch lange keine stabile Gesundheit!

Wenn wir gerade keine Beschwerden irgendwelcher Art haben, bedeutet das nicht, daß wir »gesund« sind. Gesundheit ist der balancierte Zustand von Körper, Geist und Seele, in dem die verschiedenen Energiesysteme des Körpers harmonisch zusammenarbeiten. Diese Harmonie ist wichtig, damit Gesundheit stabil gelebt werden kann. Durch stabile Gesundheit bringt uns das alltägliche Leben nicht aus der Balance. Stabile Gesundheit müssen wir haben, damit wir freie Entscheidungen treffen können. Auch die Entscheidung, sich seine Gesundheit zu erhalten, ist wichtig. Erst dann sind wir in der Lage, im täglichen Leben alles zu tun, was immer wir auch tun wollen.

Die meisten Therapien, die wir machen, helfen nur zum Teil. Therapiert werden immer Körper, die sehr wenig Energie haben und dadurch die Therapie nicht annehmen und »verdauen« können. Dies ist auch der Grund, warum Therapien oft nicht lange wirken. Gleichzeitig sind sie aufwendig und kostspielig. Wenn der Erfolg ausbleibt, sind in erster Linie die Patienten betroffen. Aber auch unser Arzt oder Therapeut verzweifelt langsam.

Die Kinesiologie unterstützt den Körper, das Energiepotential zu aktivieren. Dann erfahren wir durch den Muskeltest, welche Unterstützung für einen Menschen die beste ist – und das muß nicht unbedingt Kinesiologie sein!

Um den Leserinnen und Lesern eine Idee zu vermitteln, wo Kinesiologie Anwendung findet, zeigen wir einige Gebiete auf. Die Kinesiologie kann in allem ein Teil sein. Egal, wie unsere Arbeit aussieht – es gibt immer die Möglichkeit, den Aspekt der Kinesiologie einzubringen. Damit kann die Arbeit wesentlich besser, effektiver und kreativer gestaltet und durchgeführt werden.

Kinesiologie in der Schule

Hier geht es in erster Linie darum, daß wir unsere Augen, Ohren und Gehirnhälften miteinander verbinden. In dieser gesunden Balance fällt das Lernen viel leichter. Das sollte schon vor Unterrichtsbeginn passieren. Zwischendurch empfehle ich Übungen zum Aktivieren der Rückenmarksflüssigkeit. Denn durch langes Sitzen ist die Energie bald nicht mehr im Kopf, sondern in den Gesäßmuskeln. Doch dort nützt sie uns nichts, wenn wir denken und konzentriert arbeiten sollen. Gymnastik hilft da nicht viel, sie bewirkt nur eine Lockerung. Es müssen schon Bewegungen sein, die die Energie vom verlängerten Rückenmark wieder in den Kopf bringen. Die Übungen aus Edu-K und EM-K eignen sich dazu hervorragend.

Kinesiologie in der Zahnheilkunde

Zahnärzte arbeiten in einem Bereich, der in der Energielehre großen Raum einnimmt. Der Zahn-, Kiefer- und Mundbereich hat einen großen Einfluß auf unsere Gesundheit. Wenn dieses Gebiet in der Balance ist, kommen andere Körperregionen ebenfalls in die Balance. Wenn ein Zahn die falsche Füllung hat oder schlecht versorgt ist, kostet das den Körper viel Energie. Er zeigt viele Symptome, die wir aber nicht unbedingt in Zusammenhang mit einem Zahn oder seiner Füllung bringen. Aus diesem Grund nimmt die zahnärztliche Heilkunst eine besondere Stellung in der energetischen Medizin ein.
Die Kinesiologie in der Zahnheilkunde einzusetzen, bringt Vorteile für Arzt und Patient! Die zahnärztlichen Behandlungsmethoden werden effektiver eingesetzt. Behandlungs-

und Genesungszeiten verkürzen sich, Komplikationen bei größeren Eingriffen werden verhindert, und der Patient hat weniger Schmerzen. Man kann feststellen, welcher Zahn ein Störfeld hat oder welches Zahnmaterial für diesen Menschen das beste ist. Es ist z. B. nicht immer optimal, Amalgamfüllungen durch Gold zu ersetzen. Auch im Bereich der Kieferregulierung ist die Kinesiologie eine wertvolle Unterstützung.
Die Vorteile der kinesiologischen Anwendung für den Zahnarzt liegen darin, daß er sich selbst zentrieren kann und dadurch seinen Arbeitstag leichter bewältigt. Aus eigener Erfahrung weiß ich, daß mit diesem Beruf sehr viel Streß und Anspannung verbunden sind.
Die Ausbildung erfolgt über die Angewandte Kinesiologie (AK). Das Institut in Freiburg bietet diesbezügliche Kurse an, ebenso die Deutsche Gesellschaft für Applied Kinesiology in München.

Kinesiologie für Schwangere und in der Geburtshilfe

Eine Schwangerschaft wird heutzutage von vielen Leuten für einen krankheitsähnlichen Zustand gehalten, die Geburt als Eingriff und nichts mehr Natürliches. Wenn wir die Kinesiologie als unterstützende Maßnahme einsetzen, zeigt die Erfahrung, daß Schwangerschaften problemlos ablaufen und die Geburten wesentlich leichter werden als im »Normalfall«.
Do-Ri gab ihre Erfahrungen, die sie bei einer Hausgeburt machte, an eine Hebamme weiter. Diese Frau »probierte« dies in der Klinik mit Zustimmung der Patienten aus und sandte uns folgenden Bericht:
»Prinzipiell muß man zur kinesiologischen Anwendung in der Geburtshilfe Zeit haben. In der Freipraxis ist das möglich,

aber leider nicht allzuoft im Krankenhaus. Bei einer erstgebärenden Frau konnte ich die Kinesiologie anwenden. Sie war sehr ängstlich, verspannt und verkrampft. Sie übertraf an Unruhe alle anderen Patientinnen. Die Anwesenheit ihres Gatten hatte kaum eine beruhigende Wirkung. Ich selbst wollte sehen, wie die Anwendung der Kinesiologie wirkt oder auch nicht.
Ohne viel zu erklären, nehme ich den rechten Arm der Frau und klopfe sanft den vorgeschriebenen Punkt. Den Gatten bitte ich, dasselbe auf der anderen Seite zu tun. Schon nach kurzer Zeit atmet die Patientin ruhig durch. Sie verarbeitet auch die Wehentätigkeit optimal, indem sie sich entspannt. Die Geburt geht rasch voran, sogar auf den Dammschnitt konnte verzichtet werden.«

Kinesiologie im Rettungsdienst

Hier kann der Sanitäter, wenn der Patient ärztlich soweit versorgt ist, die Energie des Patienten über bestimmte Reflexzonen aktivieren. Die Fahrzeit zum Krankenhaus reicht oft schon aus, um ihn energetisch zu stabilisieren und für die weitere medizinische Behandlung vorbereitet zu haben. Dazu berichtet Andrea K. aus Wien: »Neben meinem Medizinstudium konnte ich schon viele praktische Erfahrungen durch meine Tätigkeit im Rettungsdienst sammeln. In dieser Zeit erlebte ich viele erschütternde und schöne Dinge, die mich sehr bewegten. Ein Erlebnis beeindruckte mich besonders, und das will ich gerne an möglichst viele Leute weitergeben. Ich hatte wieder einmal Nachtdienst beim Roten Kreuz. Kurz vor Dienstschluß wurde ich unsanft geweckt durch die Meldung: ›Schnell! Ein kleines Kind hat Erstickungsanfälle!‹ Binnen kürzester Zeit trafen wir mit Blaulicht und Martinshorn am Ort des Geschehens ein. Wir fanden eine aufgelöste Mutter und ein röchelndes, sehr schwer atmendes Kind vor. Trotz aller möglichen Hilfeleistung konnten wir nichts tun. Wir beruhigten alle Beteiligten, gaben dem Kind Sauerstoff und warteten auf das Eintreffen des Arztes.

Er stellte die Diagnose ›Pseudokrupp‹ (das ist eine schwere Entzündung des Kehlkopfes, die aufgrund einer Virusinfektion, z. B. einen Schnupfen, entstehen und zu lebensbedrohlichen Komplikationen mit Verlegung der Atemwege und Erstickungsanfällen führen kann) und gab dem Kleinkind Cortison in Form eines Sprays und verständigte sofort das nächste Kinderspital.

Auf der zirka fünfzehnminütigen Fahrt ins Krankenhaus war der sieben Monate alte Bub nun ganz mir überlassen. Die einzige Anweisung, die ich hatte, war, ihm Sauerstoff zu geben. Ich wußte genau, wie ernst die Sache werden konnte und wie lange fünfzehn Minuten manchmal sind.

Also überlegte ich, was ich aus der Kinesiologie zur Unterstützung anwenden könnte. Da fiel mir ein Ratschlag von Kim ein: Das Wichtigste ist die Atmung! Also begann ich dem kleinen Bernhard, den ich im Arm hielt, bestimmte Akupunkturpunkte des Lungenmeridians zu reiben, während ich ihm mit dem Mund die Sauerstoffmaske vor das Gesicht hielt. Nach ein paar Minuten schloß das Kind die Augen und begann wesentlich ruhiger zu atmen. Sogar die rasselnden Geräusche wurden viel leiser!

Als wir das Krankenhaus erreichten und ich Bernhard in der Ambulanz dem zuständigen Arzt übergab, verschlechterte sich sein Zustand schlagartig. Er begann wieder zu röcheln, hustete und hatte plötzlich wieder starke Atemnot. Der Arzt

untersuchte den Kleinen und ließ ihn sofort auf die Intensivstation bringen und dort mit Cortison behandeln.
Mir ist natürlich vollkommen klar, daß auch der Sauerstoff, den das Kind nach dem Aussteigen nicht mehr bekam, wieder zu dieser Verschlechterung führte. Ich weiß auch, daß durch das Punktereiben aus der Kinesiologie keine fachärztliche Notfallmedizin ersetzt wird. Aber ich erkannte plötzlich die Bedeutung der Kinesiologie in der Medizin, wenn sie richtig eingesetzt wird!
Dieses Erlebnis bestätigt mir auch, daß mein Weg richtig ist. Ich bin fest motiviert, das Studium der Medizin und der Kinesiologie fortzusetzen und miteinander zu verbinden.«

Kinesiologie beim Sport

Hier wirkt die Kinesiologie gleichzeitig auf mehreren Ebenen. Zum einen werden die Muskeln und Sehnen miteinander koordiniert. Aber ein guter Bewegungsablauf reicht nicht aus. Ein Sportler braucht zum anderen auch noch seine Atmung. Durch die allgemeine Streßstabilität ist es dem Sportler möglich, auch während eines Wettbewerbs eine optimale Leistung zu bringen.
Die nachfolgenden Kapitel von Do-Ri zeigen uns am Beispiel von Tennis, wie die Kinesiologie im Sport unterstützen kann.

Was hat Kinesiologie mit Tennis zu tun?

Tennisspielen ist inzwischen ein Volkssport und Freizeitbeschäftigung vieler Menschen geworden. Es sollte uns Freude machen und uns stärken. Ich als Laie in puncto Tennis sehe mir heute Spiele aus der Sicht des Kinesiologen an.

Schon beim Aufwärmen vor dem Spiel schalten manche Menschen ihre Energie im wahrsten Sinne des Wortes ab, weil sie beim Armekreisen in die falsche Richtung drehen. Dabei wird nämlich die Energie der Lunge blockiert, was wiederum unsere Atmung beeinträchtigt. In der Praxis heißt das, daß uns relativ rasch die Luft ausgeht.
Beim Spiel sind die Bewegungen hauptsächlich homolateral (einseitig). Dadurch wird eine Gehirnhälfte abgeschaltet, was die Konzentration beeinträchtigt. Daraus folgt, daß die Reaktion beim Spiel verzögert ist.
Mit voll eingeschalteten Gehirnhälften sind wir in der Lage, den Ball bis zum letzten Augenblick aufmerksam zu verfolgen, um ihn dann mit dem günstigsten Schlag zum Gegner zu spielen. Das heißt, wir können in Ruhe entscheiden, was wir mit dem kommenden Ball machen. Wir reagieren nicht nur aus einem Reflex heraus, sondern wir handeln! Dadurch können wir mit unserer Energie besser haushalten, sind belastbarer und streßfreier, ohne uns die Seele aus dem Leib zu spielen. Erst dann wird Tennis auch für unseren Körper zum Vergnügen.

Die Technik allein macht es nicht!

Aber sie kommt voll zum Tragen, wenn wir unseren Energiehaushalt wirklich im Griff haben. Wenn wir hingegen den Großteil der Energie zum Balancieren von körperlichen Unausgewogenheiten verwenden müssen, bleibt für das eigentliche Spiel nicht mehr das Optimale übrig.
Wer kennt nicht folgende Typbeschreibung als Gegner – oder wer kennt folgende Taktik nicht an sich selbst: den Ball immer zurückgeben und auf den Fehler des anderen warten – und auf diese Weise das Spiel gewinnen wollen ...

Die Erklärung dafür liegt auf der Hand. Die analytische Gehirnhälfte läßt uns die Technik spielen. Aber jegliche Kreativität fehlt im Spiel, weil die intuitive Gehirnhälfte abgeschaltet ist. Wir sind nur fähig zu reagieren, jedoch unfähig, das Spiel zu gestalten. Ich meine aber, daß es ein besseres Spiel ist, wenn der Gegner meinen Rhythmus zu spielen hat, als daß ich mich seiner Spielweise anpassen muß.

Das eigene Können richtig einschätzen

Mit balancierten Gehirnhälften wird auch unsere Selbsteinschätzung gestärkt. Wir wissen viel genauer, wo unsere Grenzen sind, und können daher im richtigen Augenblick darüber hinauswachsen. Das Gefühl für den richtigen Moment ist vorhanden, wir brauchen diesem nur nachzugeben, und dann werden unsere Grenzen auch weiter.
Besonders auffällig ist die Art und Weise, wie wir während des Spielens bei Fehlern mit uns selbst sprechen: Schimpfworte, die wir für uns finden, und Gedanken in dieser Richtung schwächen unseren Thymus. Der Thymus steuert unsere Energie. Ein schwacher Thymus bedeutet verminderten Energiefluß und ein schwaches Immunsystem. Die Mängel müssen wir durch Kraft kompensieren. Dieser Mehraufwand an Kraft bringt eine schnellere Ermüdung mit sich.

Für Tennis balanciert und integriert

Durch den Muskelfunktionstest stellen wir genau fest, welche Energien sich durch Tennisspielen abschalten. Damit können wir Rückschlüsse auf die »starke und schwache Seite« beim Spielen ziehen. Mit kinesiologischen Bewegungsübungen

vor, aber auch während des Spiels schalten wir die fehlende Energie ein und balancieren damit die »schwache« Seite. Wenn uns das Lampenfieber vor einem Turnier packt, die Spannung beinahe ins Unerträgliche steigt, uns der eigene Ehrgeiz atemlos macht, dann ist Kinesiologie eine hochwirksame Methode, diesen Streß in stärkende Energie umzuwandeln.
Das Spiel eines integrierten Menschen anzusehen ist für »Eingeweihte« eine Freude. Was andere durch Kraft und verbissenen Kampfgeist erspielen, erreicht diese Person souverän durch Ausgeglichenheit, Ruhe und Übersicht im Spiel.
Es gibt vielleicht Spieler, die an ihrer Technik nichts mehr zu verbessern haben. Aber ich traf noch keinen, der sein Energieniveau und somit seine Leistungen nicht steigern konnte. Wenn unser Körper für Tennis balanciert wird, können wir die erlernte Technik beim Spiel voll einsetzen, die Verletzungsgefahr erheblich verringern, uns dabei wesentlich wohler fühlen, und erst dann wird Tennis zu dem, was es sein kann: ein positives, stärkendes Erlebnis!

Autofahren und Kinesiologie

Wenn wir mit dem Auto fahren und die Ölkontrollampe leuchtet, überprüfen wir den Ölstand oder suchen unverzüglich eine Servicestelle auf. Jeder von uns weiß, welche motorschädigende Konsequenz die Nichtbeachtung dieser Warnlampe haben kann. Stellen Sie sich vor, Sie kommen mit Ihrem Wagen wegen dieses Problems zu einer Tankstelle. Der Tankwart behebt den Schaden, indem er das rotleuchtende Lämpchen herausdreht, und erlaubt Ihnen, weiterzufahren. Wer-

den Sie das tun? Wir wissen, daß diese »Symptomreparatur« sehr teuer werden kann, da die Ursache damit ja nicht behoben wurde.
Wenn wir dieses Beispiel nun auf unseren Körper übertragen, dann sollte uns spätestens jetzt ein Licht aufgehen. Der Körper hat zum Schutz seiner Energiesysteme viele »Kontrollämpchen« eingebaut. Wenn eines leuchtet, handeln wir aber meist wie jener Tankwart, der das Lämpchen herausdreht. In der Praxis sieht das so aus, daß wir auftretende Schmerzen ignorieren oder durch Schlucken eines »harmlosen« Medikaments betäuben. Die Ursache wurde damit aber noch lange nicht behoben!
Durch Schmerz will unser Körper ja nur zeigen: »He, du! Schau einmal, da stimmt etwas nicht!« Erinnern Sie sich einmal, ob Sie selbst schon in dieser Form gegen Ihren eigenen Körper und sein Kontrollsystem gehandelt haben.
Die Folgen der Symptombehandlung bleiben aber, auf lange Sicht gesehen, nicht aus. Unser Energiepegel sinkt tief und tiefer und kann sich durch pausenlose Überlastung von allein nicht mehr regenerieren. Wie wir uns fühlen, wenn Energie fehlt, kennen wir alle. Ohne Energie sind wir müde und ausgelaugt, den geringsten Anforderungen können wir nur mit Mühe und aller Kraft standhalten. Zurückkommend auf unser Beispiel: Das Auto rührt sich ohne Benzin nicht von der Stelle.
Wir können uns schon bewegen – aber wie?! In uns ist kein Leben mehr, wir hängen am »Notstromaggregat«, und auch das ist bald zu Ende. Was dann? Die Lebensqualität beschränkt sich im unteren Energiebereich auf das »nackte Überleben«.
Wenn wir in diesem Zustand Auto fahren, äußert sich das

folgendermaßen: Meistens haben wir es eilig. Alles muß schnell gehen, und durch unsere Ungeduld erscheint alles noch viel langsamer. Die Ampeln stehen viel zu lange auf Rot, die Fußgänger schleichen über die Straße. Wir müssen alles, was vor uns ist, durch Überholen hinter uns bringen. (Gleichzeitig wissen wir, daß dies auf kurzen Strecken gar nichts bringt.)

Durch diese Aktionen versetzen wir unseren Körper in höchste Anspannung – die er nicht aushält, weil die Energie dazu fehlt. Was kommt? Wir lassen Dampf ab, indem wir die anderen Verkehrsteilnehmer beschimpfen, anhupen, der »Autofahrergruß« (Vogel zeigen) ist noch die harmloseste Geste. Die friedlichsten Leute zeigen hinter dem Steuer ihr zweites Gesicht!

Warum passiert das? Trotz Überlastung schalten wir unsere Aktivitäten nicht zurück. Solange es irgendwie geht, machen wir weiter. So schalten wir wichtige Energiesysteme (Augen, Ohren und Gehirnhälften) in unserem Körper ab. Wenn wir nun ein Auto lenken, passieren folgende Dinge:

1. Die Wahrnehmung ist reduziert.
2. Uns fehlt das »Vorausschauenkönnen«.
3. Oftmals erinnern wir uns nicht, wie wir an den Zielort gelangt sind. Wir waren mit unserer Aufmerksamkeit ganz woanders.
4. Wir fahren über eine Kreuzung, wo wir uns nachher fragen: »War da überhaupt Grün?«
5. Uns fehlt die Nachsichtigkeit anderen gegenüber. Statt dessen kommen Zorn und Wut an die Oberfläche, wenn unser Energiepotential überschritten wird. Wir kennen uns dann selbst nicht mehr.

Bei längeren Strecken, wie sie z. B. Berufsfahrer zurücklegen müssen, kommt hinzu, daß durch langes Sitzen und durch ständiges Sehen der parallelen Linien (z. B. auf der Autobahn) eine Gehirnhälfte abschaltet.
Die folgenden zwei Tips zeigen Ihnen, wie Sie auch bei längeren Fahrten fit bleiben können:

1. Anstatt Kaffee zu trinken, reiben wir zirka eine Minute lang mit zwei Fingern der einen Hand den Nabel und gleichzeitig die Punkte unterhalb der Schlüsselbeinhöcker mit der anderen Hand. (Das Reiben wirkt auch durch die Kleidung, »sich frei machen« ist nicht nötig!)
2. Wir zeichnen mit dem Finger ein X auf die Innenseite der Windschutzscheibe. Das X verhindert, daß sich eine Gehirnhälfte energetisch abschaltet. Es aktiviert beide Gehirnhälften, wir sehen wieder besser, und die Aufmerksamkeit kehrt zurück. Es genügt hierbei der schwache Abdruck, das Auge ist sehr sensibel und nimmt das gezeichnete X wahr, obwohl es für uns nicht immer sichtbar ist.

Kinesiologie bei Wetterfühligkeit

Viele Leute leiden an Wetterfühligkeit. Häufig fühlen wir den Wetterwechsel bei Föhn oder starkem Wind. Auch Schwankungen der Luftfeuchtigkeit oder Temperaturveränderungen sind Anlaß für Störungen in unserem Wohlbefinden.
Schwachstellen im Körper lassen uns oft schon die Zukunft des Wetters fühlen. Kreislaufprobleme stellen sich ein, Rheumaschmerzen verschlimmern sich, das Herz ist plötzlich belastet. Oft machen sich alte, längst verheilte Wunden oder

Operationsnarben bei einem Wetterumschwung schmerzhaft bemerkbar.

Viele Menschen lindern ihre Beschwerden durch die Einnahme von Medikamenten. Andere haben sich mehr oder weniger damit abgefunden. Sie akzeptieren ihren Energie- und Leistungsabfall, hoffen auf besseres Wetter und schleppen sich bis dahin lustlos durch den Tag. Aber auf besseres Wetter hoffen ist keine Lösung ...!

Wenn die herrschende Wetterlage uns Beschwerden bereiten kann, sollten wir uns Gedanken über unseren Energiehaushalt machen. Das Wetter *in uns* stimmt dann nämlich auch nicht! Menschen denken oft gar nicht über die Ursache ihrer Beschwerden nach oder führen sie auf das Wetter zurück. Das Wetter allerdings ist lediglich ein Auslöser! Die Ursache selbst finden wir im eigenen niedrigen Energiepotential.

Was können wir tun? Es gibt gegen Wetterfühligkeit kein Patentrezept für jedermann. Wir finden bei Menschen mit diesen Beschwerden individuell heraus, welche EM-K-Übungen für den einzelnen geeignet sind, seine Wetterfühligkeit in den Griff zu bekommen.

Durch richtige Bewegung aktivieren wir jene Meridiane, die durch Wetterumschwung besonders belastet werden. Wir erhöhen dadurch das Energiepotential, das an solchen Tagen besonders niedrig ist. Mit einer aktivierten Lebensenergie erleben wir den Wetterwechsel als natürliche Abwechslung ohne Beschwerden.

Werden die Übungen regelmäßig durchgeführt, sind wir auch an den »wetterfühligen« Tagen belastbar. Wir haben keine Schmerzen und fühlen uns wohl in unserer Haut.

Frühlingserwachen: Mehr als Entschlacken und Abnehmen!

Im Frühling erwacht die Natur zu neuem Leben. Alles sprießt, wächst und beginnt zu blühen. Auch unser Körper erwacht aus seinem »Winterschlaf«. Doch in vielen Fällen führt das zu einem bösen Erwachen – das bekannte Phänomen der Frühjahrsmüdigkeit hat uns gepackt.
Warum? Über die Wintermonate haben sich in unserem Körper Schlacken und Giftstoffe angesammelt. Die Ursache liegt zu einem nicht geringen Teil im üppigen Essen, vor allem während der vielen Feiertage, und in zu sparsamer Bewegung. Außerdem läuft der Körper im Winter auf »Sparflamme«. Dies führt unweigerlich zu Ablagerungen im Gewebe, das Lymphsystem kann nicht mehr richtig arbeiten, und letztlich werden auch unsere Energiekanäle, die Akupunkturmeridiane, träge.
Wenn unsere Energie nur sehr spärlich fließt, merken wir das schnell. Wir können das unter dem Begriff »Frühjahrsmüdigkeit« zusammenfassen. Energie, die festgehalten ist, zeigt sich im Körper durch Schmerzen, durch bestimmte Haltungen (z. B. schiefe Schultern, angespannte Nackenmuskeln ...), aber auch emotional kann uns das negativ beeinflussen.
Durch die Starre in unserem Körper werden wir auch starr in unseren Ansichten. Wir halten an Altem fest, weil wir es so gewohnt sind, aber in Wirklichkeit brauchen wir es schon lange nicht mehr. Dadurch behindern wir uns selbst und nehmen uns somit die Möglichkeit zur weiteren Entwicklung.
Was können wir tun? Zunächst aktivieren wir wieder unsere Energien durch kinesiologische Bewegungsübungen. Dadurch werden alle Energiesysteme des Körpers wieder einge-

schaltet. Mit einer Fastenkur befreien wir ihn von Schlacken und Giftstoffen. Erst dann steht uns ein größeres Energiepotential zur freien Verfügung.
Wir werden beweglicher in jeder Hinsicht. Wir sind aktiver, fühlen uns wohl – und das Wichtigste: Wir gefallen uns selbst wieder! Nun können wir schon lang anstehende (bewußte) Veränderungen in unserem Leben streßfrei durchführen und alte, uns beschränkende Verhaltensmuster loslassen: Frühlingserwachen mit Kinesiologie ist mehr als Entschlacken und Abnehmen!

Das richtige Gewicht – Wer will es nicht?

Mittlerweile gibt es fast so viele Diäten wie Kochrezepte. Trotzdem haben Menschen Probleme mit ihrem Gewicht. Viele Abmagerungskuren und Diäten standen sie mehr oder weniger erfolgreich durch. Manche fühlten sich während der Kur nicht gerade gut und waren für andere unansprechbar. Einige Wochen später suchen sie die nächste Diät, weil der Erfolg nicht zufriedenstellend war.
Warum? Weshalb fällt das Abnehmen so schwer? Wieso werden Menschen allein »vom Hinsehen« auf das Essen schon dick? Diese und viele andere verzweifelte Fragen haben immer wieder die gleiche Antwort! Auch die Ursache für Übergewicht ist immer in einem niedrigen Energiepotential zu finden.

Ein Körper, der wenig Energie hat, muß sich durch Fett schützen!

Wir müssen uns folgendes Bild vorstellen: Je weniger Energiepotential uns zur Verfügung steht, desto eher übersteigen die alltäglichen Dinge unseren Belastungspegel. Vieles kommt zu nah an uns heran, und wir können uns nicht mehr abgrenzen. Der Körper ist im Dauerstreß.

Um zu überleben, läßt er den Bauch wachsen. Bildlich gesehen, schieben wir mit dem Bauch alles ein bißchen weiter weg. So weit, daß uns dieser Streß nicht mehr berührt. Wenn wir nun abnehmen, verlieren wir an Gewicht, der Bauch wird zwar kleiner – aber gleichzeitig kommt der Streß wieder näher an uns heran. An diesem Punkt werden viele Diäten abgebrochen, oder wir nehmen nach Beendigung der Diät rasch wieder zu.

Deshalb ist der reine Wunsch nach einem kleineren Bauch nicht ausreichend. Leichter und dauerhaft funktioniert das Abnehmen, wenn wir das Energiepotential des Körpers aufbauen. Wir werden konfrontationsfähiger, können die Lebenssituation streßfrei meistern, und eines Tages hat der Körper einfach keinen Grund mehr, den Bauch als Schutzschild vor sich herzuschieben. Nun erst beginnt die Phase des Abnehmens! Diese Art des Abnehmens ist gesund, bereitet uns auch emotional keine Schwierigkeiten, und der Körper pendelt sich mit der Zeit auf seinem Idealgewicht ein.

Die EM-K hilft uns, den richtigen Ansatz für das Gewichtsproblem zu finden. Übergewicht ist ein Ausdruck von zuwenig Lebensenergie. Wenn wir bei dieser Tatsache mit der Balance beginnen, wird unser Bestreben nach Gewichtsabnahme erfolgreich sein.

Christian K. aus Wien berichtet (siehe Bild 19 und 20): »Ich bin Anfang Vierzig und habe seit Jahrzehnten Gewichtsprobleme. Immer wieder nahm ich zig Kilo ab, um nach wenigen Wochen festzustellen, daß ich alles wieder zugelegt hatte. Abnehmen ist in der Theorie grundsätzlich leicht, aber die inneren Widerstände machen die besten Programme zur Farce. Hier einige der logischen Erklärungen, die mich immer wieder zum Essen animierten: ›Heute ist doch dieses Fest …‹, ›Bei diesem Geschäftsessen ist es doch besser, wenn ich das esse, was auch die anderen essen‹, ›Dieser Schokoriegel wird

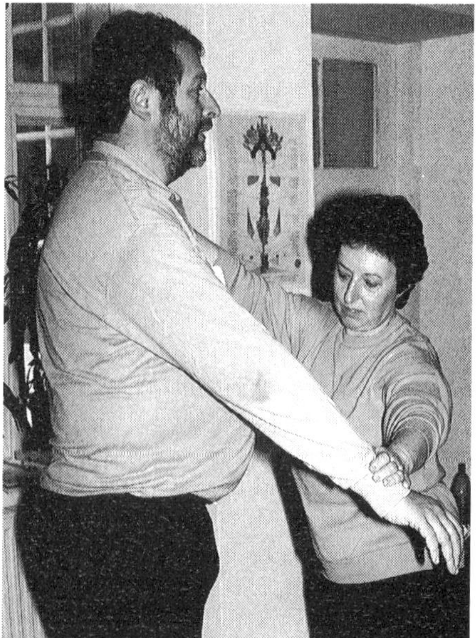

Bild 19: Vorher – Christian besuchte vor drei Jahren mit stattlichem Umfang seinen ersten Edu-K-Kurs

mich auch nicht umbringen‹ usw. ... Es gab Zeiten, wo ich eine Woche hungerte und am Wochenende mehr an Gewicht zunahm, als ich in den sieben Tagen abgenommen hatte. Kurzum: All dies ließ mich einfach nicht auf eine Normalfigur kommen, und ich lief viele Jahre mit 25 bis 30 % Übergewicht herum.

Doch aufgepaßt! Seit drei Jahren mache ich nun regelmäßig und begeistert kinesiologische Übungen, und eines Tages bekam plötzlich das Abnehmen Priorität: Mit den von Kim gegebenen Übungen und mit einer ausgetesteten Diät habe ich in vier Wochen etwas über 15 Kilo abgenommen. Ich hatte nie Hunger und war voll arbeitsfähig.

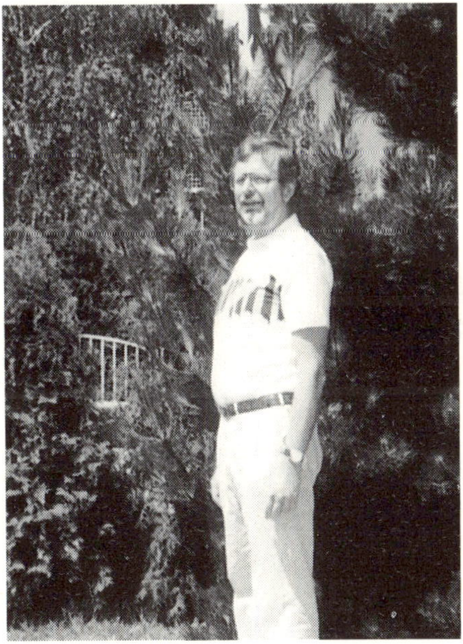

Bild 20: Nachher – Christian nach der eigentlichen Gewichtsreduktion; er bereitete sich und seinen Körper mit entsprechenden Übungen vor

Durch die Übungen hatte ich so viel Energie, daß ich auch allen Anfechtungen während eines Kurzurlaubes in Italien widerstehen konnte. Das Wichtigste dabei: Ich befand mich auch emotional weitgehend in der Balance.
Manche Ärzte meinen ja, daß radikales Abnehmen (21 Kilo in zehn Wochen) absolut lebensgefährlich ist. Das stimmt, wenn der Körper dafür nicht vorbereitet wurde. Mein Abnehmen geschah in der Geschwindigkeit und in dem Ausmaß, wie sie mein Körper im Muskeltest gewählt hat.
Wichtig: Übungen sind in dieser Zeit unerläßlich! Dieses Programm ist nichts für Leute, die noch keine Übungen machen. Aber genauso, wie man sich Übergewicht nicht in wenigen Tagen zuzieht, so braucht auch das Abnehmen die nötige Zeit zur Vorbereitung. Die Zeit der eigentlichen Gewichtsreduktion ist relativ kurz, besonders wichtig ist die richtige Behandlung *nach* der Kur. Sie verhindert, daß der Mensch in seine alten Verhaltensweisen zurückfällt und dadurch wieder zunimmt. Die Nachbehandlung ermöglicht auch den schrittweisen Wiedereinstieg in die gesellschaftsüblichen Eßweisen.
Mit den Übungen und Spezialtees, die Kim uns verordnet, habe ich ein Werkzeug zur Verfügung, wie es kein anderes Verfahren anbietet. Ich bin sehr dankbar, daß ich das tun konnte, und hoffe, daß Kims Lehren weitere Verbreitung finden.«

Die richtigen Schuhe

»Zeigt her eure Füße, zeigt her eure Schuh …« Dieses Lied kennen wir noch aus dem Kindergarten. Damals hatten die meisten von uns noch Füße zum Herzeigen, doch im Laufe der Jahre veränderte sich das Bild oft dramatisch. Schiefe und verkümmerte Zehen, Hühneraugen, seitliche Ballenbildung (Hallux valgus) sind sichtbare Zeichen dessen, was wir uns für die Mode antun.

Wenn wir barfuß stehen, das heißt ohne Einengung der Zehen und ohne Keil an den Fersen (Absatz genannt), stimmt die Statik des Körpers. Dann sind die Meridiane frei, und unsere Lebensenergie kann ungehindert durch den Körper fließen.

Energie kennen wir alle, wir bemerken sie am meisten, wenn sie uns fehlt. Sie fehlt uns am Tag öfter, meistens dann, wenn wir Schuhe tragen. Schuhe sind schön, vorne rund oder gar spitz, die Sohle ist recht schmal. Selbst der breiteste Fuß muß dort passen, denn schmal ist schön. Ein Absatz muß sein, um auch den Rest des Körpers zu verbiegen. Durch die oft stundenlang zusammengedrückten Zehen werden gleich fünf von zwölf Meridianen blockiert. Dies sind der Leber-, Magen-, Milz-, Blasen- und Gallenblasenmeridian!

Für den Körper bedeutet dies, daß der Energiefluß auf diesen Bahnen eingeschränkt, in den meisten Fällen sogar unterbrochen ist. Die dazugehörenden Muskelgruppen und in weiterer Folge die entsprechenden Organe (in unserem Fall Leber, Magen, Milz, Blase und Gallenblase) werden nun energetisch nicht richtig versorgt.

Bei manchen dauert es länger, andere sind feinfühliger: Schmerz entsteht! Aber nicht unbedingt an den Füßen! Daher kommen wir gar nicht auf die Idee, daß dieses »Sich-nicht-wohl-Fühlen« oder daß Schmerzen mit unserem Schuhwerk in Zusammenhang stehen.

Was ist Schmerz? Die Antwort kennen wir bereits – Schmerz ist der Schrei unseres Körpers nach fließender Energie. Jetzt

verstehen wir auch den Satz besser, daß wir Energie bemerken, wenn sie uns fehlt.
So wie wir uns fühlen, so stellt es der Körper dar! Glauben Sie, daß Sie ein schönes Gesicht haben, wenn Ihnen die Füße weh tun? Glauben Sie, daß Sie lachen können, wenn Sie Rückenschmerzen quälen? Glauben Sie, daß Sie fähig sind, klar zu denken, wenn Sie Durchblutungsstörungen (infolge zu enger Schuhe) in den Beinen plagen? All das, liebe Leserinnen und liebe Leser, sollen Sie bedenken, wenn Sie einen Schuh auswählen.
Natürlich können wir bei durch Schuhe ausgelösten Beschwerden Linderung mit Hilfe der Kinesiologie erreichen. Aber in erster Linie geht es doch darum, die Ursache für dieses Problem zu beseitigen. Hier unterstützt uns die Kinesiologie, indem sie aufzeigt, wie Schuhe auf das Wohlbefinden des Körpers wirken können.
Wie sich das Gefühl zum eigenen Körper umstellt, verändert sich auch die Ansicht zur Mode. Wir sollten unser Wohlbefinden nicht den Modemachern überlassen! Um bei den Schuhen zu bleiben: Was dem Auge gestern noch als wohlgeformt, elegant und bequem erschien, erinnert heute an Unlust, Müdigkeit, Schmerz und Gehen auf Stelzen! – Nehmen wir doch unsere Gesundheit in die eigenen Hände, und beginnen wir damit bei unseren Füßen …

Salmonellen

Ein vierjähriges Mädchen war an Salmonellen erkrankt. Trotz Therapie war sie nach neun Wochen immer noch krank. Elf Tage nach einer kinesiologischen Balance waren die Salmonellen wie von Zauberhand verschwunden. Und das alles ohne Medikamentengabe! Es wurden »nur« Punkte geklopft, gerieben und gehalten. Das Kind selbst mußte eine Übung mehrmals am Tag machen.

Bewegungsprobleme

Eine Frau (74) hatte extreme Bewegungsprobleme in den Händen und Beinen. Sie war bettlägrig und ein Pflegefall. Ihre Tochter, mittlerweile selbst Kinesiologin, brachte sie zu mir in die Praxis. Bevor ich mit der Balance begann, stellte ich sicher, daß jemand täglich mit dieser Frau kinesiologisch arbeitete. Nach sechs Monaten konnte sie wieder gehen. Nach weiteren zwei Monaten machte sie im Wald vier Kilometer lange Spaziergänge, und insgesamt zehn Monate nach der ersten Balance konnte sie den kompletten Haushalt mit Enkelbetreuung führen.

Philipp

Philipp (siehe Bild 21) litt seit seiner Geburt an motorischen Störungen. Er war sehr unruhig, zappelig, schrie ständig und brachte seine Mutter innerhalb kurzer Zeit zur Verzweiflung. Unter anderem besaß er die Fähigkeit, so durch einen Raum zu gehen, daß dieser nach einer halben Minute wie nach einem Bombenangriff aussah.

Nach der ersten kinesiologischen Balance im Alter von zweieinhalb Jahren spielte Philipp plötzlich zum erstenmal in seinem Leben wie ein »vernünftiges« Kind. Er steht seit damals in ständiger Betreuung durch seine Mutter, die von Kim seine Hausaufgaben verordnet bekommt. Mit vier Jahren stellte sich eine Mutter-Kind-Beziehung ein. Damals erzählte mir seine Mutter: »Ich habe jetzt zum erstenmal so etwas wie Zuneigung von meinem Kind erhalten.«
Wenn seine Mutter jetzt einen Kurs besucht, kann Philipp dabeisein, ohne den Unterricht zu stören.

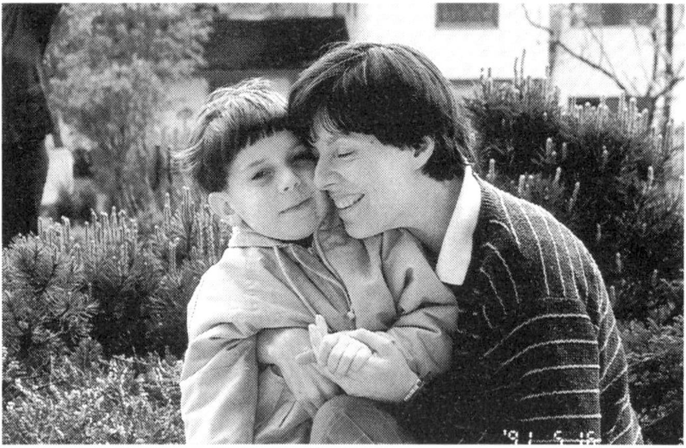

Bild 21: Philipp mit seiner Mutter

Gedanken zum Edu-K-Übungsprogramm

Armin B. schreibt: »Ich bin zwar schon reif an Jahren (72), habe aber immer noch nicht ausgelernt. Das, was ich in zwei Edu-K-Kursen gelernt habe, setzte ich so fort, wie das ein Anfänger eben betreibt: Ich habe jene Übungen gemacht, die mir gefielen. Um die anderen machte ich einen Bogen. Ich hatte täglich

das Gefühl, wirklich geübt zu haben. Im Mai kam ich zu einer Balance zu Do-Ri, und ich war guten Mutes.
Wenn man sagt: ›Der Körper lügt nicht‹, dann denkt man so im Sinne des Bürgerlichen Gesetzbuches: Er wird im großen und ganzen schon die Wahrheit sagen, aber kleine Notlügen (sogenannte Hilfsgeheimnisse), so auf Gegenseitigkeit – er wird mich schon nicht sitzenlassen. Ich hatte ihn unterschätzt! Vorsichtshalber behauptete ich, daß ich nur Edu-K 1 geübt hätte. Ich dachte, daß Do-Ri die Latte dann nicht so hoch legen wird. Im Check kamen prompt alle Übungen heraus, die ich immer gerne übersprungen hatte. Do-Ri: ›Ich denke, du machst Edu-K 1?‹ Ich: ›Ja, natürlich, aber weißt du ...‹ Sie: ›Ja, ich weiß schon!‹ Seit dieser Begegnung stehe ich meinem Körper anders gegenüber. Er rangiert nicht mehr an letzter Stelle wie ein selbstverständlicher Lastesel. Gewiß hatte ich mir auch schon vorher Mühe gegeben, ihn richtig zu ernähren. Ich hatte ihn auch ein bißchen spazierengeführt und gebadet. Aber gesprochen hatte ich mit ihm noch nie!
Durch die Interpretation von Do-Ri hat er mir nun sein Leid geklagt, und jetzt verstehe ich ihn. Meine Übungen sind nun wie ein Zwiegespräch mit meinem Körper. Jetzt liebe ich meine Übungen. Ich erlebe am eigenen Leib, wie die Edu-K-Programme die Bahnen frei machen für Körperenergie. Blockaden werden langsam aufgelöst, notleidende Körperregionen können aufatmen.
Körperenergie – noch treffender: *Lebensenergie* – fließt wieder! Es ist die höchste Gabe Gottes an die Menschen, daß wir selbst die Pfade von Barrieren wieder frei machen können, die durch unsere eigene Schuld, durch körperliche und seelische Fehler entstanden sind.
Auf der untersten Stufe des Übens mag es wie Gymnastik sein.

Das Ich versucht, den Körper zu lehren. Auf der zweiten Stufe erkennt das Ich, daß unser Körper seine Gesetze offenbart. Die Anlage unseres Körpers ist ja soviel älter als wir, und seine Weisheit übersteigt alle Wissenschaft. Dann sind die Übungen wie eine Zwiesprache mit ihm. Ja, sie können sogar wie ein Ritual werden, bei dem wir feierlich mit den höchsten Kräften des Lebens umgehen. Übungen können werden wie ein Gebet, und sie wirken dann auch so.
Der Apostel Paulus hat gesagt: ›Wisset ihr nicht, daß euer Körper ein Tempel Gottes ist?‹ Ja, ich wußte es, aber erst jetzt, nach der Arbeit mit Do-Ri, habe ich es verstanden.«

Üben – »Seit ich übe, tut es weh!«

In der Kinesiologie kennen wir zwei Arten von Schmerz, den Einschalt- und den Abschaltschmerz. Vielfach hören wir die Klage: »Seit ich übe, tut es weh!« – Warum? Wir erleben einen Widerspruch. Nun gilt es, diesen vermeintlichen Widerspruch zu durchleben und in diesem Prozeß zu wachsen.
Wir starten von einer Ebene mit wenig Energie. Hier ist der Körper zu schwach, um seine Imbalancen durch einen Schmerz zu zeigen. Wenn wir etwas für unseren Körper tun, kann sich ein »Einschaltschmerz« einstellen. Er zeigt uns, daß ein geschwächtes System energetisiert wird. Der Körper hat nun genug Energie, um eine Imbalance durch Schmerz zu zeigen. Wenn wir jetzt aufhören zu üben oder an diesem Punkt eine Therapie abbrechen, haben wir eine Chance zur Heilung versäumt. Wenn wir weiterüben, steigt die Energie bis über die Schmerzgrenze. Schließlich hat der Körper so viel Energie, daß er seine Selbstheilungskräfte zum Einsatz bringen kann.

Ein anderes Beispiel: Ein Mensch geht zum Arzt wegen irgendwelcher Beschwerden. Der Arzt findet die richtige Therapie. Das heißt, der Körper wird durch die Therapie energetisiert. Patient: »Herr Doktor, jetzt habe ich seit zwei Jahren meine Knieschmerzen nicht mehr gehabt. Seitdem ich Ihre neue Therapie mache, geht das wieder los!« Der Arzt, der eigentlich auf dem richtigen Weg war, bricht die Therapie ab und »probiert« etwas anderes. Der Patient war einfach nicht *patient* (also nicht geduldig genug) und versäumte damit wieder einmal eine Heilungschance.

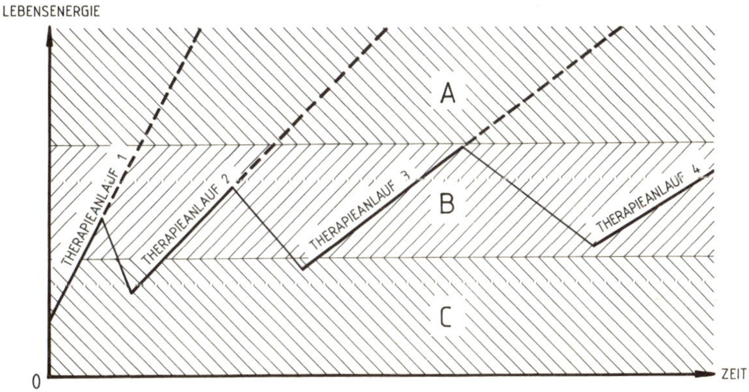

A.... Selbstheilungsstatus = Balance = gesund, schmerzfrei

B.... Schmerzbereich

C.... Imbalance oder Krankheit jedoch "schmerzfrei" weil der Körper keine Kraft hat, den Schmerz zu zeigen

Zeichnung 16: Die Therapiekurve. Jeder abgebrochene Versuch einer Balance oder Therapie läßt uns zurückfallen, aber nicht ins »Bodenlose«, denn ein Rest von Balance bleibt immer. Dieser Rest ist es, der irgendwann in uns den Wunsch keimen läßt, doch wieder zu beginnen. Wir haben den Mut, das Problem zu konfrontieren, und beginnen eine neue Balance oder Therapie. Die Problematik ist, daß jeder abgebrochene Versuch an ein und demselben Fall den Weg der Heilung bei jedem Neuversuch verlängert

Der »Abschaltschmerz« ist ein Signal des Körpers, der uns zeigt, daß etwas nicht stimmt. Der Körper braucht unsere Aufmerksamkeit. *Noch* hat er so viel Energie, daß er sein Problem durch Schmerz anzeigen kann.
Sind die Schmerzen verschwunden, sollten wir sicherstellen, daß Energie in diesem Bereich ist. Wir müssen also herausfinden, ob wir ober- oder unterhalb der Schmerzgrenze sind. Sonst kann das einige Zeit später Auswirkungen haben, die bis zum »plötzlichen« Kranksein führen.
Ist der Körper so »gnädig«, uns durch Schmerzen auf Fehler aufmerksam zu machen, ist es unsere Pflicht, zuerst einmal festzustellen, ob es sich um einen Einschalt- oder Abschaltschmerz handelt. Alles Weitere richtet sich nach diesem Ergebnis.

Was hat sich durch die kinesiologischen Übungen verbessert?

Wir stellen diese Frage immer wieder jenen Menschen, die über längere Zeit kinesiologische Übungen turnen. Die Antworten darauf fassen wir hier zusammen:

- Alles!
- Ich veränderte plötzliche viele Dinge in meinem Privat- und Berufsleben. Diese Veränderungen waren zwar teilweise sehr schmerzlich, aber im Endeffekt sehr positiv.
- Meine Sucht nach Süßem ist fast weg.
- Ich fand zu einer positiven Lebenseinstellung.
- Das körperliche Wohlbefinden und das Selbstbewußtsein.
- Meine Gesundheit, Körperhaltung und Beweglichkeit. Ich bin heute viel streßfreier, auch mein Umgang mit mir selbst ist anders geworden.

- Ich rauche nicht mehr – und das von einem Tag zum anderen!
- Die Augen und meine Lebensfreude.
- Mein inneres Gleichgewicht hat sich stabilisiert.
- Alles! Haltung, tägliches Leben, Ernährung (koche noch lieber!), die innere Einstellung zu mir selbst. Kinder in der Schule sind (für mich) scheinbar ruhiger – ich weiß aber, daß ich es bin!
- Ich bin geduldiger zu mir selbst geworden, Körpergefühl verbessert, streßstabiler, kreativer, mehr Harmonie in mir etc. Das alles motiviert mich weiterzumachen.
- Der Umgang mit mir selbst und anderen, Lernprobleme verringerten sich, habe mich sehr weiterentwickelt. Außerdem habe ich jetzt viel mehr Zeit für Dinge, die ich gerne mache, zu denen ich aber früher eigentlich aus Zeitmangel nie kam.
- Habe eindeutig eine bessere Beweglichkeit und wesentlich weniger Schmerzen, ich bin froh, keine Medikamente mehr nehmen zu müssen.
- Schrift und Organisationstalent.
- Meine Müdigkeit ist verschwunden. Gewisse Situationen nehme ich gelassener.
- Ich fühle mich aktiver.
- Ich fühle mich nach den Übungen körperlich und geistig frischer.
- Ich bin munterer und brauche weniger Schlaf.
- Ich kann streßfrei auf alle Süßigkeiten verzichten.
- Sehfähigkeit, Allgemeinbefinden, seelisch gefestigter.
- Kann mich besser konzentrieren.
- Sich bewegen macht glücklicher, aber das habe ich schon vorher gewußt.

– Ich bin ausgeglichener und lebe in der Gegenwart. Meine Tochter ist weniger anfällig gegen Erkältungskrankheiten.
– Die Allergie hat sich sehr gebessert.
– Ich habe an Sicherheit und Auftreten gewonnen.
– Meine innere und äußere Kraft.

Meine persönlichen Erfahrungen mit Kinesiologie

Erna R. (53) erzählt: »Meine nähere Bekanntschaft mit Kinesiologie begann vor zweieinhalb Jahren in Piesendorf bei der EM-K-Erlebniswoche. Kurz zuvor bekam ich eine Lesebrille und war nicht sehr glücklich damit. So lernte ich Übungen zur Stärkung der Augenenergie. Zu meiner eigenen Verblüffung konnte ich nach einigen Tagen wieder ohne Brille lesen. Bei nachlässigem Üben war die Sehkraft wieder sehr eingeschränkt. Seither gehören die kinesiologischen Übungen zu meinem täglichen Programm.
Nachdem ich auch meine Ernährung umgestellt hatte, stellte sich nach zwei Jahren ein erfreulicher Nebeneffekt ein. Seit dreißig Jahren litt ich unter fortschreitender Parodontose, der schon acht Zähne zum Opfer gefallen waren. Alle sechs Monate waren Gebißsanierungen erforderlich. Die letzten vier Zahnarztbesuche waren lediglich Kontrollbesuche. Sogar die lockeren Zähne sitzen wieder fest.
Das Wassertrinken bei der Kinesiologie wirkte sich auf meine Blase aus. Da ich kein Durstgefühl verspüre, trank ich fast nichts, vor allem kein Wasser. So kam ich mit dem Fassungsvermögen meiner Blase ganz gut zurecht. Doch bei 1,5 Liter Wasser täglich war ich ständig auf Achse. Das ist äußerst unangenehm auf Reisen, bei Veranstaltungen, besonders nachts. Bei meinem letzten Seminar über vier Tage wurde

besonders viel geübt. Zu meiner allergrößten Überraschung mußte ich nachts überhaupt nicht mehr hinaus.
Meine Wirbelsäule, früher ständiger Anlaß zu Schmerzen, hat mich seit Monaten nicht mehr gequält. Noch vor drei Jahren (damals fünfzig Jahre) war ich, meinem Alter entsprechend, ein »Wrack«. Heute betreue ich mehrere Menschen im Alter von 78 Jahren aufwärts – neben meinen drei Pflegekindern von sieben bis zwölf Jahren.
Meine Aufgaben sind: Einkaufen, Kochen, Wäschepflege und persönliche Betreuung wie An- und Auskleiden, Baden und kleine medizinische Versorgungen wie Hand-, Fuß- und Augenbäder, Einreibungen sowie Verabreichung von Medikamenten. Zwischendurch besuche ich noch Kurse und Seminare. Das erworbene Wissen setze ich in die Praxis um.
Ohne Kinesiologie würde ich meine Zeit mit ›Altwerden‹ verbringen und mehr oder minder mutig meinen unausweichlichen Tod erwarten.«

Niemand gab Peter eine Chance!

Seine Pflegemutter erzählt: »Peter (heute zwölf Jahre), ein äußerst sensibles, gutmütiges und unauffälliges Kind, wurde beim Schuleintritt als ›nicht schulreif‹ zurückgestellt. Ich ließ ihn jedoch wegen seiner körperlichen Größe in der Sonderschule einstufen.
Nach dem ersten Schuljahr wurde mir sowohl von der Klassenlehrerin als auch von zwei Psychologen mitgeteilt, daß Peter ›geistig schwerstbehindert‹ sei. Sie fügten hinzu, daß ich mich mit dieser Tatsache abfinden müsse, denn dafür gäbe es keine Hilfe. Mich schmerzte dies um so mehr, da man Peter diese ›Behinderung‹ weder ansah noch im Gespräch mit ihm

davon etwas bemerkte. Als seine Pflegemutter wollte und konnte ich mich jedoch nicht damit abfinden oder auf ein Wunder warten. Aber ich wußte auch nicht, was ich tun sollte. Peter war 1987, nach der dritten Klasse, noch immer nicht imstande, einen Buchstaben oder eine Zahl mit Sicherheit zu erkennen. In den Ferien schickte ich ihn mit Kim und Do-Ri nach Formentera. Dort wurde das Kind drei Wochen lang von den beiden in einer Gruppe kinesiologisch betreut (siehe Bild 22 bis 25). Als Peter nach Hause kam, erzählte er, daß er jeden Tag viele, viele Übungen machen mußte. Doch dafür sollte er bald belohnt werden: Im darauffolgenden Schuljahr merkte sich Peter allmählich einzelne Buchstaben und Zahlen. Auch Rechnen mit Hilfe der Finger gelang ihm öfter.
Im Mai 1988 besuchte ich mit Peter die EM-K-Erlebniswoche mit Kim und Do-Ri. Ein Jahr später war Peter imstande, auch schwere Wörter zu lesen. Rechnen bis hundert machte ihm keine Probleme mehr, Wörter auswendig zu schreiben besserte sich auch von Tag zu Tag.
Als ich die beiden Schulpsychologen mit Peter wieder konsultierte, waren beide überrascht, als sie die (nicht erwartete) Entwicklung des Kindes selbst feststellen konnten. Peter lernt nicht mehr als andere Kinder, aber er turnt täglich unaufgefordert seine Übungen, die er von Kim als Aufgabe bekam. Die Psychologen lobten ihn für seinen Fleiß und meinten dann zu mir: ›Die Grenze des Möglichen ist nun erreicht. Mehr ist ganz sicherlich nicht aus Peter herauszuholen.‹ Ich lächelte. Denn diesmal mußte ich nicht mutlos nach Hause gehen. Ich kenne ein Geheimnis: einfach weitermachen, indem wir den Körper fragen, was er für die nächste Stufe braucht. So kann auch Peter immer wieder selbst seine eigene Entwicklung fortsetzen.«

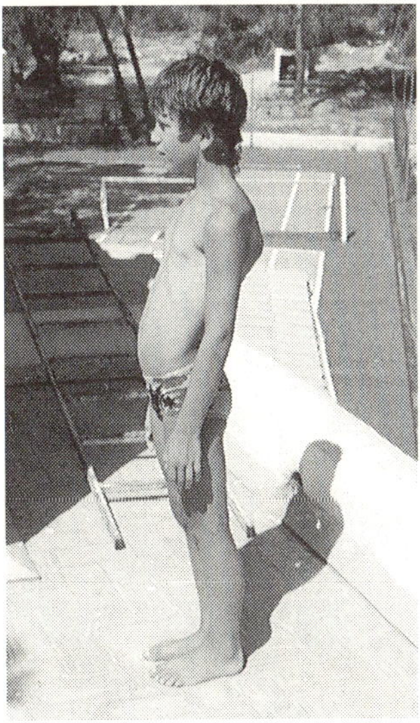

Bild 22: Vorher

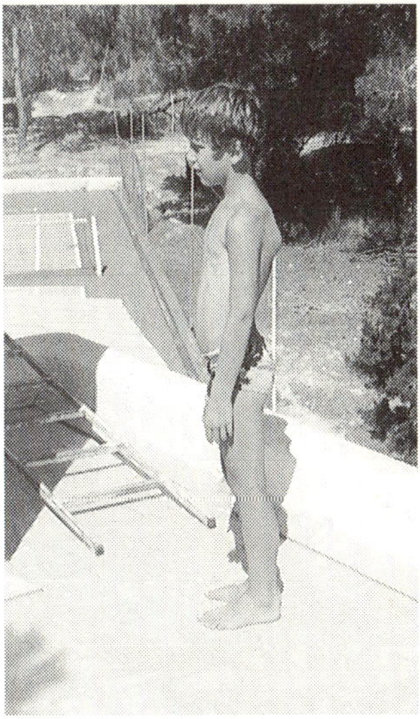

Bild 23: Drei Wochen nachher

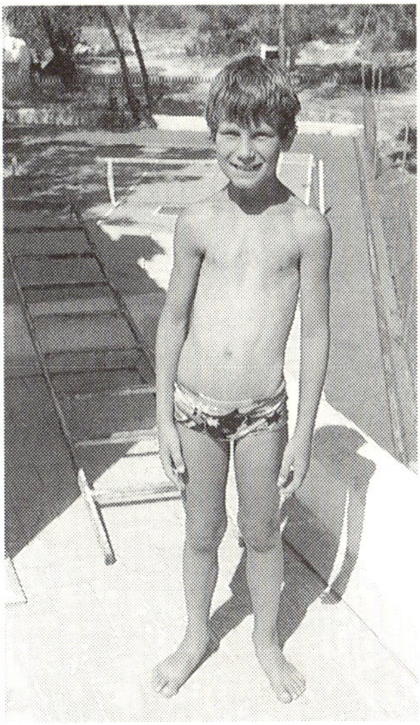

Bild 24: Vorher

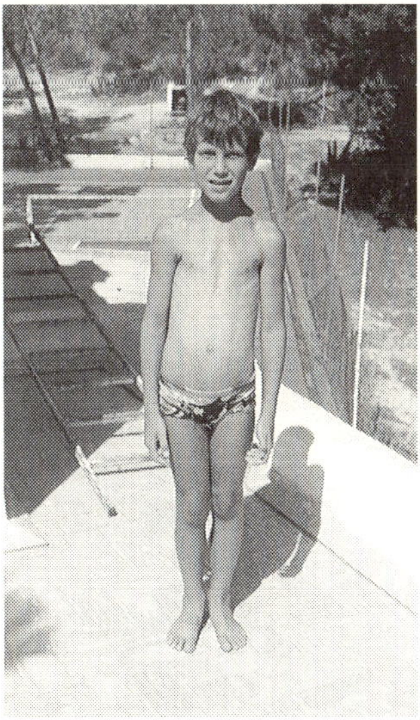

Bild 25: Drei Wochen nachher

Ein Unfall zu Hause

Helga konnte ein schmerzhaftes Erlebnis dank Do-Ris Hilfe rasch beheben:

»*Dienstag: 11.30 Uhr:* Ich fiel in der Sauna auf den glatten Fliesen so unglücklich, daß mir in der Leiste ›eine Sehne heraussprang‹. Durch die starken Schmerzen, die dann auftraten, wurde ich ohnmächtig. Erst nach dem zweiten Aufwachen konnte ich mich zu einer Liege schleppen, wo ich erneut zusammenbrach. Nach einer weiteren Stunde schaffte ich es endlich bis ins Schlafzimmer, wo auch das Telefon steht. Glücklich im Bett angelangt, versorgte ich mich mit Notfalltropfen und Salbe. Nach zirka 30 Minuten war ich so weit munter, daß ich zum Mudra-Buch greifen konnte. Kims Mudras für Beckenenergie, Beinenergie und Zerrungen waren meine Erste Hilfe. Um 17.30 Uhr kam meine Freundin und Nachbarin und versorgte mich mit Ringelblumensalbe und Schwedenbitter. Danach rief sie Do-Ri an, die mir folgendes verordnete: zehn Minuten einen bestimmten Magen-Akupunkturpunkt klopfen, dreimal täglich, und die obengenannten Mudras halten. Wir begannen sofort damit. Nach diesem langen Programm schlief ich tatsächlich ein, wachte jedoch in halbstündigen Abständen aufgrund der Schmerzen beim Umdrehen auf. Das rechte Bein konnte ich gar nicht bewegen.

Mittwoch: Entgegen ärztlicher Prophezeiung ging es mir wesentlich besser. Von Do-Ri erhielt ich mein neues Programm. Anfangs ging es auch noch ganz gut. Ich klopfte, massierte, hielt Mudras – alles zusammen dauerte etwa fünf Stunden. Das Schwierigste waren die 300 Dickdarmübungen. Sie beanspruchten genau die Stellen, die schmerzhaft waren. Schlafen konnte ich danach denkbar schlecht. Doch die Überraschung am Morgen war um so größer.

Donnerstag: Ich konnte trotz Schmerzen ganz gut aufstehen und schaffte vorsichtig hinkend die zwanzig Stufen im Flur. Ich konnte es gar nicht erwarten, Do-Ri anzurufen, um ihr zu erzählen, daß es mir schon besserging, und sie zu bitten, mir ein neues Programm zusammenzustellen.

Die neuen Hausaufgaben schaffte ich, bis auf die Gallenblasenübung (dreißigmal: viermal täglich), problemlos. Normalerweise zählt diese Übung zu meinen Lieblingsübungen, aber in meinem jetzigen Zustand war sie kaum zu schaffen. Mit jeder Bewegung wurden die Schmerzen größer. Aber ich hielt wieder durch und wurde dafür auch prompt am nächsten Tag belohnt!

Freitag: Ich konnte mich schon ganz vorsichtig bewegen. Mein erster Gedanke war: Das muß ich Do-Ri vorführen. Also fuhr ich mit Blumen überglücklich zu Do-Ri.

Lange Geschichte, kurzer Sinn: Dies ist der praktische Beweis, wie die Kinesiologie wirkt. Es war für mich eine große Überraschung, daß es so etwas gibt. Mein Arzt prophezeite mir, daß es zwei bis drei Wochen dauern werde, bis ich wieder gehen könne. Aber in Wirklichkeit war ich nach zweieinhalb Tagen wieder so fit, daß ich mit vorsichtigen Bewegungen alles tun konnte, sogar Auto fahren.

Danke an Do-Ri für ihre Hilfe und danke an Kim für sein Mudra-Buch.«

Die EM-K-Erlebniswoche heißt nicht nur so, sie ist es auch!

Sabine aus Nürnberg berichtet: »Nach einigen Kursen, die ich (36) bei Do-Ri in Wien besuchte, entschlossen sich mein Mann und ich, mit unseren Kindern (Florian, 14 Jahre, Bastian, 12 Jahre, Max, 10 Jahre, und Franziska, 5 Jahre) zur EM-K-Erlebniswoche 1991 nach Piesendorf zu fahren. Nachträglich gesehen, war dieser Entschluß das Beste, was wir machen konnten, um unsere sogenannten ›alltäglichen Beschwerden‹ und auch spezielle Leiden zu beheben. Denn in dieser Woche legten wir den Grundstein für einen dauerhaften Erfolg.

Beispiele: Bastian, der seit dem Babyalter Migräne hatte, brauchte seit letztem Jahr im Februar kein einziges Migränemedikament mehr zu nehmen.
Florian, Max, Franziska und ich waren starke Allergiker und konnten seit Jahren das erstemal wieder den Sommer genießen. Wir kamen ganz ohne unsere starken Cortison-Medikamente aus. Leichtere Beschwerden bei Max und mir hatten wir mit Kinesiologie und leichten Heuschnupfenmitteln schnell wieder im Griff!
Unsere Tochter, die bis Piesendorf nicht zu bewegen war, das elterliche Bett nachts zu verlassen, schläft seither in ihrem eigenen Bett und ist glücklich dabei! Seitdem Kinesiologie ein fester Bestandteil unseres Tagesablaufes geworden ist, fühlen wir uns alle viel wohler, sind belastbarer und beweglicher geworden. Wir kommen noch besser mit uns und anderen aus. Probleme, die auftauchen, ob im schulischen oder in einem anderen Bereich, können leichter und lockerer bewältigt werden. Gewichtsprobleme kenne ich nicht mehr. Überflüssige Pfunde habe ich ganz nebenbei abgebaut. Auch Ulli, mein Mann (41), ist beeindruckt von den Erfolgen, die bei uns zu

fühlen und zu sehen sind. Seine Gedanken kreisen seit Piesendorf immer wieder um die Kinesiologie. Es ist nur noch eine Frage der Zeit, wann auch er aktiv mit uns mitmacht. Kinesiologie ist einfach eine Erfahrung wert! Liebe Grüße an alle Mutigen und die, die es werden wollen!«

Mutter wurde eines Besseren belehrt

Vor vielen Jahren, als ich (Do-Ri) mit Kinesiologie begann, machte sich meine Mutter darüber große Sorgen. Denn damals berichteten viele Zeitungen über Sekten und undurchsichtige Vereinigungen. Meine Mutter lebte in der Vorstellung, ich sei Mitglied solch eines Kreises. Doch im Laufe der Zeit wurde sie eines Besseren belehrt. Hier ihre Erzählung:
»Im Sommer 1988 mußte ich mich in Krankenhausaufenthalt begeben, weil ich nachts von der Hüfte abwärts Schmerzen bekam, so daß ich nicht schlafen konnte. Nach acht Tagen Spitalsaufenthalt und sämtlichen Untersuchungen wurde ich mit folgenden Worten entlassen: ›Sie sind nicht geheilt, aber wir können für Sie nichts tun. Begeben Sie sich in die Obhut eines Neurologen.‹ Dieser stellte tatsächlich schwere Depressionen fest. Da bin ich aufgewacht!
Ab sofort habe ich die Vorträge und Seminare von meiner Tochter Do-Ri und von Kim besucht und hörte zu meinem Erstaunen, daß es absolut nicht nötig ist, an die ›Therapie‹ zu glauben, sondern sie nur gewissenhaft auszuführen. Und wirklich, es hilft! Ich konnte wieder jede Nacht schlafen, darüber hinaus haben sich auch alle anderen Beschwerden verabschiedet:

- Trotz schwerer Haus- und Gartenarbeit habe ich keine Rücken- und Gelenkschmerzen mehr.

- Meine fortschreitende Parodontose kam zum Stillstand. Die Zähne haben wieder mehr Halt und Festigkeit.
- Eine lästige Blasenschwäche (drei bis fünf Entleerungen pro Nacht) hat sich trotz erhöhter Flüssigkeitszufuhr auf einmal pro Nacht verringert.
- Ich lese, nähe und schreibe wieder ohne Brille.
- Auf die Wechselbeschwerden, die doch jeder Frau meines Alters nachgesagt werden, ›warte‹ ich seit drei Jahren.
- Selbst der Alltagsstreß mit meinen vier Pflegekindern und der eigenen großen Familie kann mich nicht mehr erschüttern.
- Ich fühle mich mit meinen 55 Jahren rundum wohler und leistungsfähiger als in jungen Jahren.
- Morgens zum Aufstehen weckt mich mein Dickdarm präzise, auch sonn- und feiertags funktioniert die Verdauung hervorragend.

Eine einschränkende Erfahrung habe ich allerdings schon gemacht. Sobald ich mit den Übungen nachlasse, weil ich mich so gut fühle, melden sich alte Beschwerden zurück. Heute weiß ich, daß mich mein Körper damit nur anspornt weiterzumachen. Denn wo Leben sein soll, muß *Bewegung* stattfinden. Keine Bewegung ist Starre, Krankheit und langes Leiden, bevor uns der Tod erlöst. Deshalb widme ich meinem Wohlbefinden täglich zweimal zehn Minuten.

Auch mit meinen Pflegekindern machte ich unglaubliche Erfahrungen: Rudi (14) hatte jahrelang schwere Allergien auf Hausstaub und Blütenpollen. Er turnt gewissenhaft spezielle Übungen zwei- bis dreimal täglich. Der Erfolg: Seit anderthalb Jahren benötigt er keine Medikamente, denn Augen und Nase triefen im Frühling nicht mehr. Er muß weder die Blütenpol-

len noch die Haustiere meiden. Trotz anderer Empfehlungen schläft er im Federbett und mit Schafwolldecke.
Bei Renate (9) und Andrea (11) ist es etwas schwieriger. Seit den ersten Lebenswochen leiden sie an ›Asthma bronchiale‹. Leider sind beide nicht bereit, für ihre Gesundheit auch nur einen Finger zu rühren. Hier muß ich des öfteren leichte Gewalt und schwere Erpressung (Fernsehverbot) anwenden. Obwohl sie nur widerwillig turnen, wurde auch ihr gesundheitlicher Zustand wesentlich besser. Selbst im akuten Fall helfen die Übungen! In kurzer Zeit sind sie wieder wohlauf und können die Schule besuchen.«

Die Kraft der Mudras

Inga O., Kinesiologin, berichtet: »Unsere Tochter Bettina (28) hatte viele Hindernisse zu meistern, um ein fröhlicher Mensch zu werden. ›Um die Regel herum‹, die sehr unregelmäßig war, litten sie und die Umgebung an ihren Gefühlsschwankungen, Eßsüchten, Kreislaufschwierigkeiten, Bauchschmerzen usw. Sie heiratete 1987 und wollte mit ihrem Mann Ansgar eine Familie gründen.
Nach einem Jahr hieß es von ärztlicher Seite: ›Keine Hoffnung auf Kinder, weder Eisprung noch befruchtungsfähige Spermien.‹ Sie ließen sich jedoch nicht entmutigen, denn Bettina hatte schon manche Überraschung mit der Kinesiologie erlebt. 1991 erschien Kims Mudra-Buch und wurde von mir als ›Hausapotheke‹ angeschafft. Das erste Ziel waren die Regelbeschwerden. Glücklicher Anruf nach vier Wochen: ›Eine geschenkte Woche – kein PMS (Prämenstruelles Syndrom)!‹
Als nächstes testete ich das Mudra mit der größten Priorität aus: ›Gebärmutter‹. Ansgar wollte auch etwas tun, er fühlte

sich rundum wohl, nur sein Haar ist schon recht schütter. Er hielt das Mudra ›Haare‹.
Als ich die beiden nach einigen Wochen Urlaub wiedersah, waren sie strahlende werdende Eltern. Auch während der Schwangerschaft halfen Bettina die Mudras, so daß sie trotz zunehmenden Bauchumfangs ihren Beruf bis kurz vor der Entbindung ausüben konnte.
Weihnachten wurden die Zwillinge Stefanie und Maike geboren. Einige Tage nach der Geburt klagte Bettina über Schlaflosigkeit und Kopfdröhnen, weil der Blutdruck so hoch war. Hier half das Mudra ›Entgiftung‹, am nächsten Tag war alles wieder normal.«

Bilder sprechen für sich!

Walter turnte einige Monate sein kinesiologisches Übungsprogramm und bekam danach eine Balance für seine Wirbelsäule. Als er zwei Monate später wiederkam und auch seine Hausaufgabe konsequent erfüllt hatte, war sein Hohlkreuz, das er seit seiner Kindheit hatte, verschwunden (siehe Bild 26 und 27).

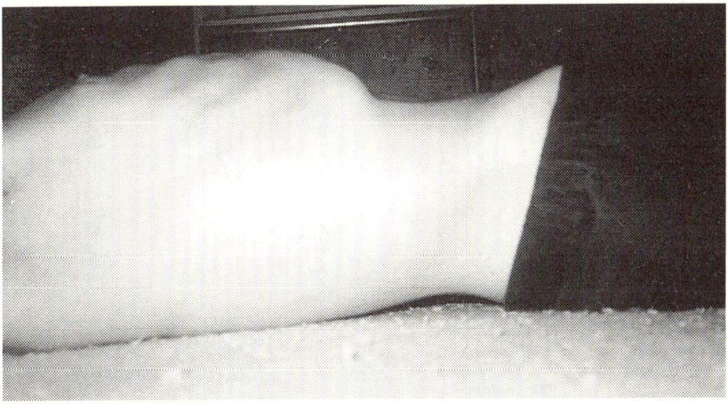

Bild 26: Vorher

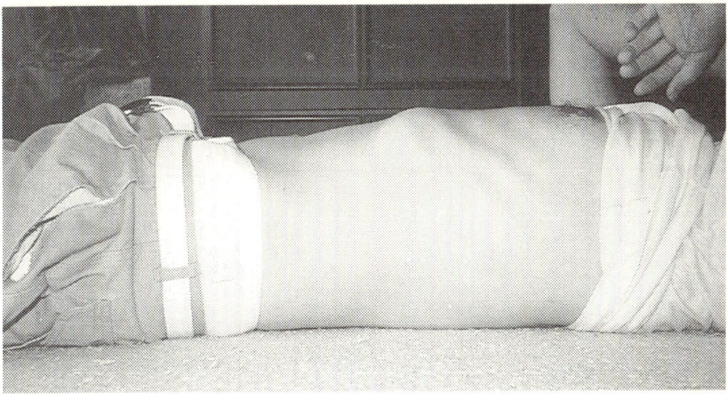

Bild 27: Nachher

Die Kursteilnehmerin auf den Bildern 28 und 29 stellte sich als Testperson im Allergiekurs zur Verfügung. Kim demonstrierte mit ihr das Auffinden und Balancieren von Allergien. Zwischen den beiden Aufnahmen liegen zirka 35 Minuten.

Bild 28: Vorher

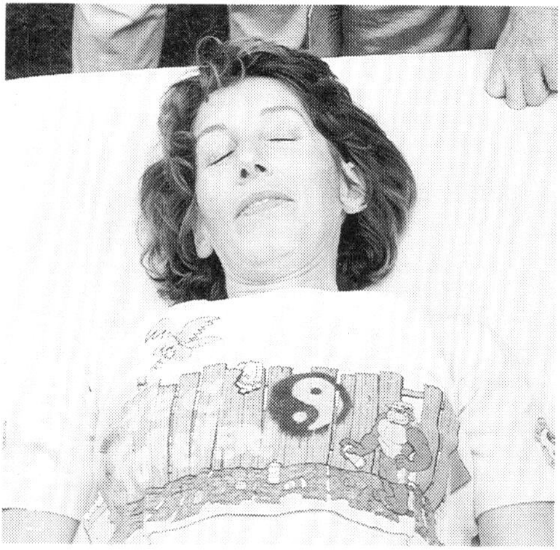

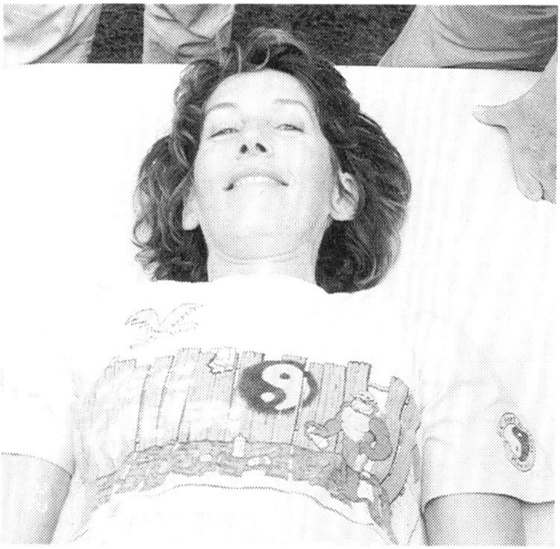

Bild 29: Nachher

»Leben ohne Höhenangst« war das Thema bei der kinesiologischen Balance der Bilder 30 und 31. Schon auf der zweiten Sprosse weigerte sich diese Frau, weiter hinaufzusteigen. Eine Stunde später, als Augen, Ohren und Gehirnhälften »eingeschaltet« waren, stand sie oben und konnte die Aussicht auch genießen.

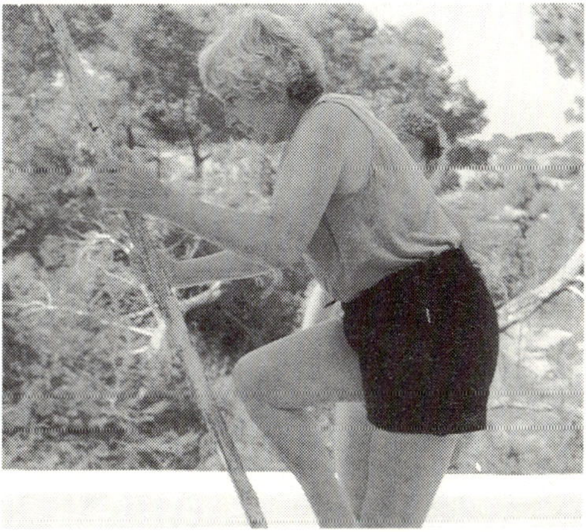

Bild 30: Vorher

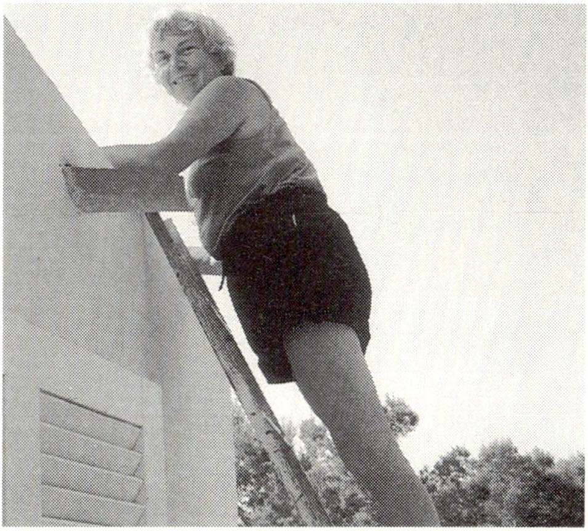

Bild 31: Nachher

Auffallend verändert sich das Gesicht, wenn der Körper mit kinesiologischen Methoden balanciert wurde. An den Bildern 32 und 33 läßt sich der Unterschied sehr deutlich erkennen.

Bild 32: Vorher

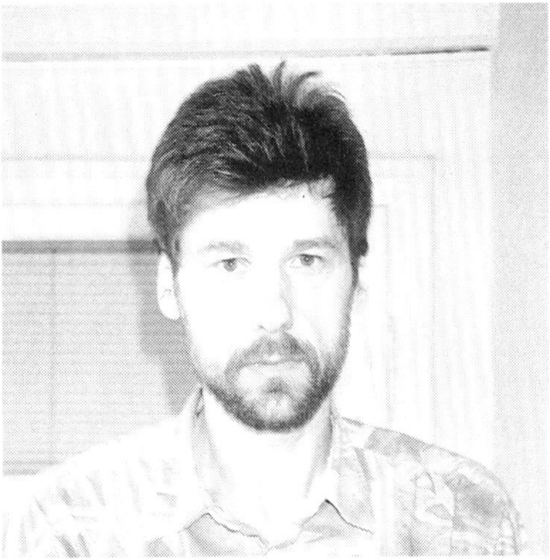

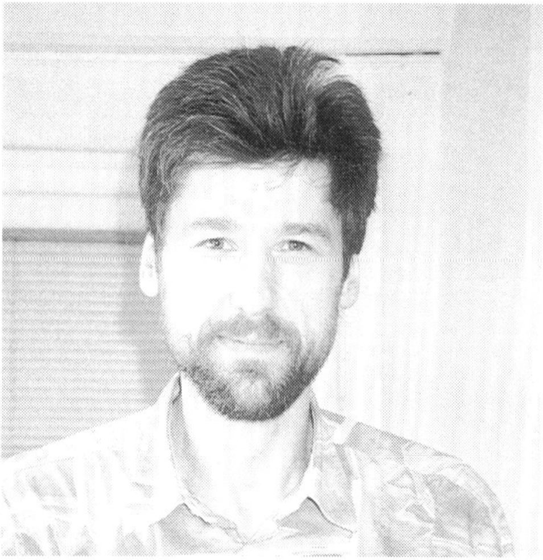

Bild 33: Nachher

TEIL V

Die Gesellschaft für Kinesiologie e. V.

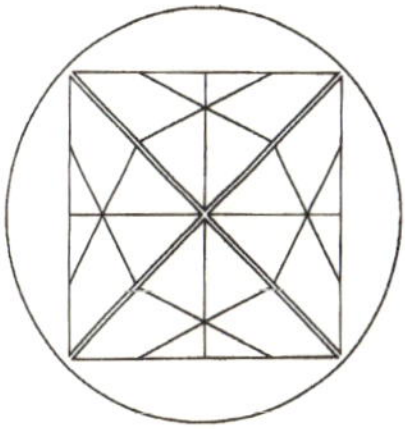

Warum ist gerade jetzt die Gesellschaft für Kinesiologie so wichtig?

Die Entwicklung der Kinesiologie in Deutschland und Europa ist sehr stürmisch. In Deutschland, Österreich und der Schweiz geben Leute Kurse und vergessen häufig die Balance des Herzens. Das heißt, die emotionalen Allergien greifen immer mehr um sich.
Kaum hat jemand einen Kurs besucht, will er bereits unterrichten. Da eine Qualitätskontrolle nicht stattfindet und die meisten Kurse nicht mit einer Prüfung enden, ist das Treiben in den Kursen einiger Leute recht bunt. Dies führt zur Verwirrung der Teilnehmer. Wenn diese Teilnehmer ihrerseits die Kinesiologie weitergeben, ist die Verwirrung perfekt.
Als wir 1988 die Gesellschaft für Kinesiologie gegründet haben, wollten wir unter anderem deutlich machen, daß wir nicht heilen, sondern turnen. Unsere Gesellschaft ist ein eingetragener Verein und als förderungswürdig anerkannt. So-

mit ist unsere Arbeit legitim. Wir sind Berater in Turnübungen, und wir wissen, daß es nur eine Heilung gibt – die Selbstheilung. Wir unterstützen die Menschen und uns selbst in der Findung des Weges zur Selbstheilung.

Noch einmal: Wir haben keinen Heilanspruch! Vor Jahren habe ich in einem Brief an den Gesundheitssenator in Berlin dargelegt, was wir kinesiologisch machen. In der Antwort wurde klar zum Ausdruck gebracht, daß Heilung in Deutschland gesetzlich verordnet ist. Zuständig dafür sind die Heilberufe, also Ärzte, Krankengymnasten usw., wir Kinesiologen nicht! Die Kinesiologie ist also keine Therapie, sondern sie unterstützt uns, bessere geistige und emotionale Gesundheit zu leben. Bessere geistige Gesundheit bedeutet gesund denken, dadurch können wir gesund handeln und auch einen gesunden Körper haben.

Jeder von uns hat seine eigenen Stressoren. Einige davon sind so gemütlich, daß wir sie gerne leben und gar lieben. Mit anderen Worten: »Ein Allergiker liebt sein Allergen.« Allergie, Phobie und Sucht sind das große Trio, das wir immer in seiner Gesamtheit betrachten müssen. Unterstützen wir Menschen darin, die Energie zu bekommen, sich mit sich selbst und ihren Stressoren, emotionalen Allergien, Phobien und Süchten zu konfrontieren, so unterstützen wir die Selbstheilung.

Dr. Edward Bach, der Entwickler der Bach-Blüten, sagte: »Ihr leidet an euch selbst!«

Wir sind also beratend tätig, wie Menschen durch richtige Bewegung und richtiges Turnen die Energie aufbauen, sich mit sich selbst zu konfrontieren. Dann können sie ihr Verhalten ändern und Entscheidungen treffen. Sie können andere, neue Wege gehen und schöpfen Mut, das Leben zu leben. Das Leben leben heißt das Leben meistern.

Warum können wir durch Übungen unser energetisches Potential erhöhen und eine neue Form der Gesundheit leben?
Unser Körper ist ein sich selbst balancierendes autonomes Überlebenssystem. Er hält sich am Leben durch seinen Selbstheilungsreflex. Dieser Reflex ist immer aktiv. Auch wenn wir vom sogenannten Geistigen her nicht wollen, versucht der Körper immer, das Beste aus der jeweiligen Situation zu machen. Wenn der Selbstheilungsreflex nicht funktioniert, wenn die Koordination der vielen Bewegungskreisläufe nicht funktioniert, stagnieren wesentliche Körperfunktionen. Daraus entstehen Imbalancen, die ihrerseits wieder zu Krankheit führen. Kinesiologische Übungen stärken den Selbstheilungsreflex und können daher zur Unterstützung jeder Therapieform und zur Selbstheilung bei Krankheiten eingesetzt werden.
Unser Körper existiert durch die ständige Bewegung. Auch wenn wir schlafen, funktionieren unsere Atmung, die Organe, der Blutkreislauf, das Lymphsystem usw. Unser Körper bewegt sich ständig. Der Bewegung stehen Ruhepausen gegenüber. Bewegung ist der eine Pol. Die Ruhe ist der andere Teil. Sie ist jedoch nicht als dumpfes Verharren zu betrachten. Dieses Wissen kann unser eigenes Handeln unterstützen.
Wir sehen das tägliche Üben als hygienische Maßnahme. So wie wir uns waschen, kleiden, Nahrung aufnehmen, so müssen wir uns täglich bewegen, um den Selbstheilungsreflex zu kräftigen. Dadurch bekommen wir klarere Gedanken und können uns auch von unserem höheren Blickpunkt leiten lassen.

Damit wir die richtige Einstellung zur Kinesiologie behalten und nach außen vertreten können, haben wir die Gesellschaft für Kinesiologie ins Leben gerufen. Denn wenn Menschen nach einer kurzen Ausbildung ohne abgelegte Prüfung Kurse geben – und das ist verbreitete Praxis –, kann es sein, daß Konflikte mit bestehenden Gesetzen nicht ausbleiben.

Innerhalb der Gesellschaft können wir uns klar abgrenzen und sagen: »Wir üben und sonst nichts! Wir haben keinen Heilanspruch. Mit unseren Übungen unterstützen wir den Selbstheilungsreflex. Damit steigern wir unsere körperliche und energetische Fitneß. Und das ist alles!«

Kim da Silva
Erster Vorsitzender der
Gesellschaft für Kinesiologie

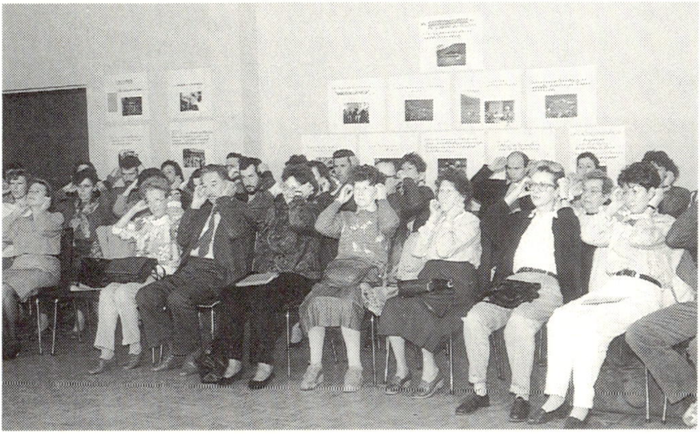

Bild 34: Vorträge von Kim und Do-Ri sind immer gut besucht. Die Teilnehmer »schalten sich für das *Hin*hören ein« …

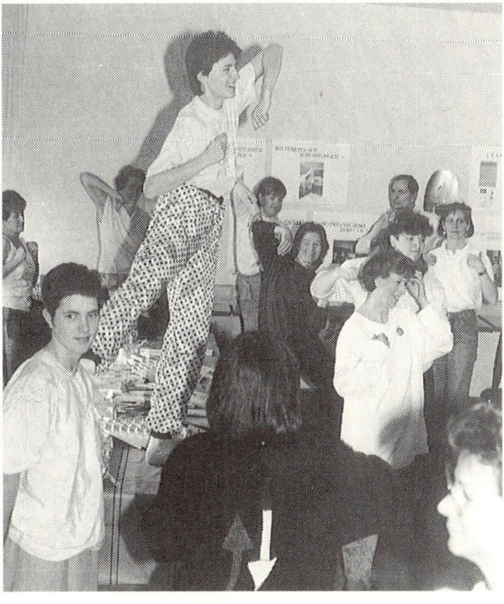

Bild 35: … und machen auch gerne bei Übungen mit

Kims Weg zur Kinesiologie

In den sechziger Jahren veränderte sich mein Gesundheitszustand von einem Tag zum anderen dramatisch. Ärzte hatten zum damaligen Zeitpunkt mein hundertprozentiges Vertrauen, denn ich war der Meinung, sie wissen und können alles. Lange Zeit ließen sie mir auch ihr Wissen und Können angedeihen, bis ein älterer Arzt zu mir sagte: »Wir sind hier am Ende, wir können nichts mehr tun. Finde selber irgend etwas, und probiere es aus.«

Nun stand ich da mit einem Körper, der mir Pein bereitete und mich sehr in meinem bisher gewohnten Leben einschränkte. Ich wußte nicht, wen und wonach ich fragen wollte. Zu diesem Zeitpunkt gab es noch keine alternativen Heilweisen, die Schulmedizin allein gab den Ton an.

»Zufällig« lernte ich einen Yogalehrer kennen. »Ich zeige dir ein paar Übungen, die Körper, Geist und Seele klären und die Schmerzen dadurch verschwinden lassen.« Aus meiner damaligen Sicht profilierte er sich bei der Vorführung selbst, in mir erzeugte er ungemeinen Streß. Denn als ich die »Verrenkungen« sah, erkannte ich gleichzeitig meine Unfähigkeit, sie jemals nachmachen zu können. Gleichzeitig wuchs meine Aggression auf jene Leute, die »sich verdrehen« und andere zum Nachmachen auffordern. Was sollte ich mit diesem »Blödsinn«?! Ich mußte trotzdem am Ball bleiben, denn mein Körper zwang mich zum Handeln. Als nächstes traf ich eine Frau, die ebenfalls Yoga machte. Sie zeigte mir eine kleine Übungskombination, die speziell den Rücken stärkt. Fünf kleine Übungen, von denen damals keine einzige für mich nachvollziehbar war. Heute würde ich sagen: Sie sind kinderleicht.

Diese Frau redete mir gut zu, mich immer wieder zu bewegen und weiterzuüben. Sie selbst hatte einen Motorradunfall gehabt und schwere Verletzungen an der Wirbelsäule davongetragen. Ärzte prophezeiten ihr, daß sie sich nie wieder richtig bewegen können würde. Sie erzählte mir auch, daß sie nun seit zwei Jahren die Übungen praktizierte und von der Bewegungseinschränkung nichts mehr zu spüren war. Dieses Resultat von Geduld, Willenskraft und Hingabe konnte sogar ich sehen, und davon ließ ich mich überzeugen und versuchte es ebenfalls.

Das nächste Problem, das auf mich zukam, waren immer stärker werdende Schmerzen, je länger ich übte. Doch diese Frau ermunterte mich immer wieder, dabeizubleiben und weiterzumachen. Siehe da – nach ein paar Monaten ging es plötzlich von einem Tag zum anderen besser. Die Schmerzen ließen nach, und ich konnte mich wieder viel besser bewegen. Von diesem Zeitpunkt an übte ich täglich.

Als ich schließlich schmerzfrei war, wurde ich leichtsinnig. Wozu sollte ich denn noch üben, wenn es mir sowieso schon gutging? Dieser Zustand dauerte jedoch nicht lange, der Körper meldete sich erneut durch Schmerzen und zwang mich, die Übungen wiederaufzunehmen. Immerhin war ich bereits auf einer Ebene angekommen, auf der ich mich schon selbst motivieren konnte. Somit war die Idee in mir geboren, daß ich selbst mit Übungen in meinem Körper etwas verändern kann. Doch es fehlte an Menschen, die mir dabei weiterhalfen.

Ich war der Meinung, ich bewegte mich so lange, bis das Problem beseitigt war, um wieder aufzuhören. Zu diesem Zeitpunkt war mir noch nicht klar, daß man sich ständig bewegen muß, um eine erfolgte Balance zu stabilisieren.

Im Laufe der Zeit lernte ich diese Zusammenhänge mehr und

mehr begreifen. Ich erkannte, daß durch die körperliche Entwicklung auch andere Bereiche zu wachsen begannen. Der Lernprozeß in uns und die tägliche Erfahrung damit sind nicht aufzuhalten. Dieser Prozeß muß allerdings täglich neu gefördert werden. Dazu benötigen wir unser volles Energiepotential. Dieses wiederum können wir durch regelmäßiges und gezieltes Bewegen aktivieren.

Mitte der siebziger Jahre begann ich eine Ausbildung in Shiatsu. Zu diesem Zeitpunkt durfte man über solche Sachen noch nicht laut in der Öffentlichkeit sprechen. Man wurde dann gleich in die »Spiri-Eso-Szenen-Ecke« gestellt!

Wir müssen uns in Erinnerung rufen, daß alle »neuen« und alternativen Heilweisen erst seit sehr kurzer Zeit für eine breite Öffentlichkeit zugänglich sind. Manchmal frage ich mich, woher die heutigen »Meister« plötzlich alle kommen. Wo waren sie denn vor zehn, fünfzehn oder zwanzig Jahren? Damals habe ich keinen von ihnen getroffen!

Meine Ausbildung in Shiatsu dauerte über zwei Jahre. Diese Technik der Daumendruckmassage konnte ich in Japan vertiefen. 1977 wurde ich mit den Bach-Blüten und gleichzeitig dem Muskeltesten vertraut.

1978 absolvierte ich den ersten Touch-for-Health-Kurs. Ich erinnere mich an ein anstrengendes Wochenende! Der Lehrstoff war sehr umfangreich: 14 (12 + 2) Akupunkturmeridiane, verschiedene Reflexzonen, die gerieben werden mußten, es war von Ernährung die Rede, von »Sich-über-Kreuz-Bewegen«, von Augen- und Ohrenenergie, Switching, Reversal – und letztendlich brummte mir der Kopf.

Mit Lernen hatte ich sowieso Streß. Mein Terminkalender war immer voll, woher sollte ich jetzt noch die Zeit nehmen, diese neuen Dinge zu lernen? Um etwas Neues beginnen zu können, mußte ich etwas anderes aufgeben. Doch alles, was ich tat, war mir so lieb geworden. Ich denke, daß viele Menschen ähnliche Erfahrungen haben und mit dieser Problematik konfrontiert werden.

Probieren geht über Studieren

Wir können doch nur klare, echte Aussagen über etwas treffen, wenn wir es selbst erfahren haben. Um wirklich zu wissen, wovon wir sprechen, müssen wir die Dinge, die wir tun, von Anfang bis Ende konsequent durchleben.
Wir gründeten eine Übungsgruppe, die auch eifrig besucht wurde – anfangs. Auch ich selbst übte im Laufe der Monate immer ein bißchen weniger, aber ich hörte nie ganz damit auf. Als ich den zweiten Touch-for-Health-Kurs besuchte, wurde alles wieder klarer ins Bewußtsein geholt. Wir hatten es nicht nur mit 14 Meridianen zu tun, sondern auch noch mit 42 Muskeln, die alle lateinisch benannt waren.
Die Übungsunterlagen, die uns zur Verfügung standen, waren aus Amerika. Das heißt, der Text war englisch und die Emotionen darin amerikanisch. All das machte uns irgendwie konfus.
Bei mir kamen Emotionen auf nach dem Motto: »Ich will ja kein Körpertherapeut werden. Wozu soll ich das alles lernen?« Trotzdem merkte ich, daß sich im eigenen Körper viele Dinge ändern, wenn man Muskeln testet und die Meridianenergie stabilisiert. Im Laufe der Zeit stellte sich sogar ein anderes »Körperbewußtsein« bei mir ein. Eines Tages wußte ich eben, welcher Muskel mit welcher Organenergie zusammenhängt. Daraus konnte ich weiter kombinieren, wie ich

meine Balance aktiv unterstützen konnte. Brauchte ich jetzt eine Übung, eine Massage, eine andere Nahrung oder einen neuen Gedanken, um ein spezifisches Problem zu lösen, der Muskeltest gab mir immer die sichere Antwort.
Meine Anwendung mit Touch for Health tröpfelte so dahin, mal mehr und zeitweise auch weniger. Wie bereits erwähnt, entwickelte ich daraus ein völlig neues Körperbewußtsein, und dies war wieder ein Schritt zu vermehrter Schmerzfreiheit.
1983 lernte ich Dr. Paul E. Dennison kennen. Er ist eine der Größen in der Kinesiologie und hielt seinen ersten Kurs in Berlin. Diesen Kurs besuchte ich und sah Dr. Dennison anders mit Kinesiologie arbeiten, als wir es im Touch for Health lernten.
Zehn Minuten nach Kursbeginn dachte ich, daß ich im falschen Kurs sei. Es war ein Kurs für Therapeuten, und ich wollte unter keinen Umständen ein solcher werden! Nur für mich selbst wollte ich etwas lernen – trotzdem blieb ich.
Das Neue an seiner Lehre war, daß zur Korrektur von körperlichen Imbalancen nicht nur Punkte massiert wurden, sondern es wurden *gezielte Übungen* gemacht. Das war wirklich neu, und ich verstand, daß diese Übungen wesentlich effektiver waren.
Dr. Dennison testete nicht Akupunkturmeridiane, wie wir es im Touch for Health machten, sondern er stellte die Energie der Augen, Ohren und Gehirnhälften fest. Wenn ein System schwach war, machten wir diese gezielten Übungen und konnten die Veränderung im System durch Test sofort feststellen.
Mein bisheriges Weltbild über Übungen brach völlig zusammen. Hier tat sich plötzlich eine neue Dimension auf, und ich

war begeistert, einen Lehrer gefunden zu haben, der die spezifische Wirkung von Übungen zeigen und erklären konnte.
Die nächste Faszination erfuhr ich, als ich sah, wie Dr. Dennison mit Menschen arbeitete: Er ließ einen Teilnehmer einfach gehen und forderte uns auf, dessen Gangbild zu beobachten. Die rechte Seite, die linke Seite, die Unterschiede in den Bewegungen etc. Wir prägten uns dieses Gangmuster ein, und Dr. Dennison erklärte weiter: »Wenn jemand so geht, wie wir es gerade beobachtet haben, *muß* dieser Mensch eine schlechte Schrift haben.«
Unser Kandidat schrieb ein paar Zeilen, und siehe da, die Schrift war extrem krakelig, unleserlich und sehr klein. Dr. Dennison testete mit ihm Übungen aus, die unser Kandidat turnte. Danach schrieb er wieder. Das Ergebnis war wirklich verblüffend und fast unglaublich! Die Schrift nach den Übungen war klar, groß, leserlich.
Ich war total fasziniert. Nach nur 10 Minuten Üben hatte sich die Schrift dieses Menschen bereits für alle sichtbar verändert. Das war phänomenal, und davon, daß ich eigentlich im falschen Kurs saß, war keine Rede mehr.
Doch das war noch nicht alles, was uns geboten wurde. Derselbe Teilnehmer (von Beruf Lehrer) unterzog sich einem weiteren Test. Er sollte an seine eigene Schulzeit denken. Dr. Dennison testete wieder Augen, Ohren und Gehirnhälften, alles war abgeschaltet. Er ließ den Teilnehmer wieder eine Schriftprobe machen, und sie war wieder krakelig.
Die Testperson turnte anschließend einige Übungen, während er an seine Schulzeit dachte – und wieder verwandelte sich seine Schrift. Danach blieben auch alle Energiesysteme eingeschaltet, obwohl er an diese Zeit dachte.
Durch dieses Beispiel wurde ich an meine eigene Schulzeit

erinnert. Mir wurde klar, wie sehr Erlebnisse und damit verbundene Emotionen heute noch mein Leben prägen, obwohl sie schon Jahrzehnte zurückliegen. Lernen hört nicht auf, wenn wir die Schule verlassen, sondern es geht um so intensiver weiter, und zwar mit einer anderen, viel größeren Dimension.

Dieses Wochenende war prägend für mein weiteres Leben. Mein gesamtes Bewegungsbild veränderte sich, ich wußte plötzlich, wo ich ansetzen mußte. Mit dieser Klarheit kam aber auch gleichzeitig großer Streß in mir auf, denn wann sollte ich Zeit haben, das zu praktizieren? Die Übungen mit mir selber zu machen war überhaupt kein Problem. Aber wann soll ich mit anderen arbeiten? Wann konnte ich diese Methode üben? Gleich am nächsten Tag hatte ich bereits meine erste Gelegenheit dazu: Ich traf meinen Nachbarn, der sehr schlecht und angespannt aussah. Er erzählte mir, daß er in wenigen Tagen eine wichtige Prüfung haben werde und daher schon seit einigen Nächten nicht oder kaum schlafen konnte. Dadurch konnte er sich logischerweise aber auch nicht mehr auf das Lernen konzentrieren. Sofort wurde mir klar, dies war eine Schulsituation. Und darüber hatte ich doch am Wochenende einiges gelernt! Also ein Fall für mich. Ich erzählte ihm ganz kurz von meinen Erfahrungen. Er war sehr skeptisch (ähnlich wie ich!), willigte aber dann doch ein, sich einem Versuch zu unterziehen.

Die Balance mit ihm dauerte fast vier Stunden (heute ist dies ein Fall von dreißig Minuten), aber schließlich waren wir fertig. Seine Worte – »Ich fühle schon, daß es mir ein bißchen besser geht« – ermunterten mich weiterzufragen: »Wie sieht es jetzt mit der Prüfung aus?« Er sagte: »Es ist mir gleichgültig, ob ich sie schaffe oder nicht.« Na ja, das war der erste Schritt!

Am nächsten Morgen erzählte er mir, daß er die Nacht durchgeschlafen hatte, daß es ihm gutging und ihn die Prüfung nicht mehr derart schreckte, schließlich sei Prüfungen bestehen nicht alles im Leben.
Am nächsten Abend stand mein Nachbar mit seiner Freundin vor meiner Tür: »Sie macht genau dieselbe Prüfung wie ich und kann auch nicht schlafen. Kannst du etwas für sie tun?«
Somit hatte ich meinen zweiten »Schulstreß«-Fall, an dem ich üben konnte. In den darauffolgenden Wochen wurde ich für mehrere Balancen engagiert. Es sprach sich eben schnell herum. Nach einem Monate hatte ich bereits begriffen, was Dr. Dennison mit Balance, Übungen, Schulsituationen und Streßfreiheit meinte.
Andere Kursteilnehmer wollten ihre Mitschriften gemeinsam ausarbeiten. Doch sie verstanden vier Wochen nach dem Kurs ihre eigenen Aufzeichnungen nicht mehr. So holten sie mich hinzu, ich war der einzige, der bereits praktische Erfahrung mit der erlernten Methode hatte. Nun stellten wir fest, daß es viele Fehlerquellen bei der Durchführung von Übungen gab. Wenn die Übungen jedoch nicht richtig gemacht werden, können sie auch nicht so wirken, wie dies eigentlich von Dr. Dennison gedacht ist. So hatte ich, ohne es zu wollen, nach einem Monat bereits eine Übungsgruppe beisammen.
Dr. Dennison traf ich ein Jahr später wieder. Durch meine Arbeit konnte ich präzisere Fragen stellen, denn vieles war mir in der Zwischenzeit durch eigene Praxis klargeworden.
Nach weiteren sechs Monaten machte ich bei Dr. Dennison die Instructor-Ausbildung für Edu-Kinesthetik. Völlig neue Dimensionen eröffneten sich mir. Ich war Feuer und Flamme.
Von nun an *wußte* ich, daß wir uns täglich bewegen müssen, um unser Leben streßfrei gestalten zu können. Mir wurde klar,

daß wir uns morgens nach dem Aufstehen für den neuen Tag »einschalten« müssen. Denn es ist nicht selbstverständlich, daß wir aufstehen! Wie viele Menschen quälen sich Tag für Tag aus dem Bett? Wie viele gehen mit richtiger Freude zur Arbeit oder zur Schule? Wie viele trödeln ewig lange herum, bis sie endlich fertig sind und das Haus verlassen? Eben, eben – daher ist es wichtig, daß wir täglich unsere Augen- und Ohrenenergie sowie die Gehirnhälften einschalten, um den Tag nicht nur irgendwie zu überleben, sondern erleben zu können. Das ist doch die natürlichste Sache der Welt. Genau an dieser Stelle will ich meinem damaligen Lehrer für seine Arbeit danken.

Nach dem Instructor-Training nahm ich auf der Insel Formentera an einem Meditationsurlaub teil. Dort mußte ich natürlich über Kinesiologie etwas erzählen. Kurze Zeit später leitete ich eine Übungsgruppe mit 64 Teilnehmern. Teilweise waren sie davon so begeistert, daß sie mich einluden, in ihrem Wohnort einen Vortrag zu halten. Als ich die schöne Insel verließ, hatte ich eine Menge Einladungen für alle Teile Deutschlands angenommen.

Neben einer Vierzig-Stunden-Woche im Labor begann zu diesem Zeitpunkt meine Vortragstätigkeit in Deutschland. Damals gab es auch noch keine Unterlagen, die man irgendwie für Kurse hätte verwenden können. Alles war ein bißchen chaotisch; mir fehlte die Zeit, Dinge wirklich auszuarbeiten und »in Form« zu bringen. Die Kinesiologie entwickelte eine Eigendynamik, der ich mich nur noch fügen konnte.

Ich hatte die »richtigen« Übungen gefunden – richtig insofern, als ich dabei mein Übungsziel kannte. Das Übungsziel heißt: die physiologischen Energien in meinem Körper einschalten und dadurch fit zu sein für alles, was mir im Leben begegnet.

In erster Linie arbeitete ich mit mir selbst, im Laufe der Zeit entwickelte sich um mich herum eine Schar von fleißigen Turnern. Auch sie konnten durch diese Übungen enorme Verbesserungen in vieler Hinsicht bemerken.

Ich erweiterte meine Ausbildung in Kinesiologie, indem ich die weiterführenden Kurse besuchte. Die kinesiologischen Pioniere in Deutschland haben ihren Sitz in Freiburg. Vier Menschen hatten zur damaligen Zeit den Mut, diese Wissenschaft, von Amerika kommend, in unserem Land publik zu machen. In einer Zeit, wo jeder eigentlich nur darüber gelächelt hat und jedermann von »keine Zukunft« sprach. Das Institut für Angewandte Kinesiologie (AK) gründete auch vor zirka zwölf Jahren den Verlag für AK. Alle einschlägigen Bücher, die es in Amerika gab, wurden übersetzt, und endlich war es möglich, die Kinesiologie im deutschsprachigen Raum einer breiteren Öffentlichkeit zugänglich zu machen.

Als ich meine Ausbildung in Kinesiologie machte, mußte ich noch nach Amerika reisen, um dort die Koryphäen der Kinesiologie zu treffen. Doch bald war dies auch in Freiburg möglich. Freiburg wurde im Laufe der Zeit zu *dem* kinesiologischen Treffpunkt in Deutschland. Führende Kinesiologen aus Amerika wurden und werden noch zu Vorträgen und Kursen eingeladen. Zu Beginn machten sie Basisarbeit, heute kommen sie, um die praktizierenden Kinesiologen in Europa weiterzubilden.

An dieser Stelle will ich das Team des Institutes für Angewandte Kinesiologie zu seinem damaligen Mut wirklich beglückwünschen. Der Erfolg zeigt, sein Einsatz trotz aller Unkenrufe lohnte sich.

1984 entwickelte sich für mich rege Kurstätigkeit, dies alles neben meinen vierzig Stunden Berufseinsatz. Ich fand Men-

schen, die mir halfen, Kursmanuale herzustellen, denn die amerikanischen Unterlagen konnte ich für Deutschland, einem Land mit anderen Emotionen als in Amerika, nicht direkt verwenden.
1985 machte ich die Ausbildung zum Touch for Health Instructor bei Coby Shasfort und lernte auf diesem Lehrgang Do-Ri kennen. Mit ihr verbindet mich seither eine gemeinsame und fruchtbare Arbeit. Sie lud mich ein, in Wien zu unterrichten. Do-Ri und ich ergänzen uns in unserer Arbeit hervorragend, durch sie bekam ich weiteren Aufschwung.
1986 lernte ich Hartmut kennen. Er ist ein bekannter Zahnarzt, der sich zum damaligen Zeitpunkt bereits achtzehn Jahre mit Akupunktur beschäftigte. Wir arbeiteten gemeinsam in seiner Praxis zahnärztlich-kinesiologisch.
1987 kündigte ich meine Stelle, um mich selbständig zu machen.
Im Laufe der Jahre entwickelte ich eine Kursreihe, die aus neun Lehrgängen bestand. Neben dem Halten von Kursen, Vorträgen und Einzelsitzungen betätigte ich mich auch in der Forschung. Im Laufe der Jahre entstand ein eigenes System – Das Goldene Tor. Hintergrund ist mein Bestreben, die verschiedenen kinesiologischen Methoden effektiver anwenden zu können und diese Wissenschaft auch Laien zugänglich zu machen. Zugänglich in Form von streßfreier Anwendung und Förderung der eigenen Balance.
Neben all diesen Tätigkeiten überragte stets eines: die eigene Arbeit an und mit mir selbst. Alles, was ich lernte und heute lehre, alle Übungen, die ich »verordne« – wirklich alles habe ich vorher an mir selbst erprobt, erfahren und erlebt. Ich bin ein Praktiker, und dies ermöglicht mir, mit anderen Praktikern aus verschiedenen Fachbereichen zu arbeiten.

Literaturnachweis

Roger J. Callahan, *Leben ohne Phobie*, Verlag für AK, Freiburg [2]1991

Dr. Paul E. Dennison, *Befreite Bahnen*, Verlag für AK, Freiburg [6]1991

Paul und Gail Dennison, *EK für Kinder*, Verlag für AK, Freiburg [5]1991

Paul und Gail Dennison, *Brain Gym*, Verlag für AK, Freiburg [2]1991

Dr. John Diamond, *Die heilende Kraft der Emotionen*, Verlag für AK, Freiburg [5]1991

Dr. John Diamond, *Der Körper lügt nicht*, Verlag für AK, Freiburg [6]1990

Steven Rochlitz, *Die fehlende Dimension*, Knaur-Tb. 6000

Kim da Silva, *Gesundheit in unseren Händen*, Knaur-Tb. 76019

Kim da Silva, *Richtig essen zur richtigen Zeit*, Knaur-Tb. 76020

Gordon Stokes, Daniel Whiteside, *One Brain*, Verlag für AK, Freiburg 1990

Gordon Stokes, Daniel Whiteside, *Tools of the Trade*, Verlag für AK, Freiburg

John F. Thie, *Gesund durch Berühren, Touch for Health*, Sphinx, Basel [7]1990

Wayne W. Topping, *Stress Release*, Verlag für AK, Freiburg [3]1991

Wayne W. Topping, *Körperenergien in der Balance*, Verlag für AK, Freiburg 1988

Kontaktadressen

Über die angeführten Adressen erhalten Sie Informationen über Seminare, Vorträge und Kurse von Kim da Silva.

Deutschland:
Gisela Baum
Bleicherstraße 19
D-28203 Bremen
Tel. + Fax: (0049) 0421/325338

Kim da Silva
Seestraße 22
D-13353 Berlin
Tel.: (0049) 030/45290-765
Fax: (0049) 030/45290-766
eMail: KimdaSilva_Berlin@web.de

Österreich:
Do-Ri – Das Mensch-Sein fördern
Lambrechtgasse 7
A-2500 Baden
Tel.: (0043) 02252/43243-0
Fax: (0043) 02252/43243-18
Internet: www.Do-Ri.com
eMail: eMail@Do-Ri.com

Hanno Weiss
Armin-Diem-Gasse 14
A-6850 Dornbirn
Tel. + Fax: (0043) 05572/20774
eMail: hanno.weiss@utanet.at